Colección La Otra psiquiatría
Dirigida por José María Álvarez y Fernando Colina

MELANCOLÍA
CLÍNICA
Y
TRANSMISIÓN GENERACIONAL

CARLOS FERNÁNDEZ ATIÉNZAR

Prólogo de José María Álvarez y Fernando Colina

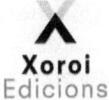

Xoroi
Edicions

Colección La Otra psiquiatría

Créditos

Colección La Otra psiquiatría
Dirigida por José María Álvarez y Fernando Colina

Título original:
Melancolía – clínica y transmisión generacional

Diseño de cubierta: Pensódromo
Imagen de cubierta:
Vincent van Gogh, autorretrato, París 1887 (detalle).

Esta obra se publica bajo el sello de Xoroi Edicions.

Editor: Henry Odell
e–mail: p21@pensodromo.com

ISBN print: 9781072938422

Índice

Prólogo – Vuelve la melancolía 13

Palabras previas 23

Introducción 29

I. Concepto 45
  Uso popular 45
  Uso histórico 49
  Uso clínico 55

II. Historia 61
  Antigüedad clásica – Grecia y Roma 61
  Edad Media (476–1453) 66
  Edad Moderna (1453–1789) 69
  Edad Contemporánea (1789–1945) 73
    Escuela francesa 74
    Escuela alemana 76
    A partir de 1945 78

III. El *typus* (carácter) *melancholicus* de Tellenbach 83
  Lo endógeno 85
  Lo rítmico – La temporalidad 85
  La cualidad de la tristeza melancólica 87
  El *typus melancholicus* 87

IV. Psicoanálisis y melancolía.......................................93

  Sigmund Freud (1856–1939) 93

    Duelo y melancolía..93
    Fase del desarrollo libidinal y melancolía 100
    Narcisismo y melancolía...102
    Pulsión de muerte y melancolía....................................105
    Segunda tópica y melancolía.......................................107
    Identificaciones y melancolía 109

  Karl Abraham (1877–1925)......................................112
  Melanie Klein (1882–1960).......................................116
  René Spitz (1887–1974)...122
  Jacques Lacan (1901–1981) 123

    Estadio del espejo...123
    El deseo y el goce 127
    Identificación y objeto a...132
    Forclusión y estructura melancólica................................135

V. Las causas – La transmisión generacional......................139

  La herencia – Lo endogámico 139
  Las tres generaciones – El pueblo – El gran trauma............147
  Los desencadenantes – Las etapas madurativas –
  Los momentos vitales...160
  Aspectos de la transmisión generacional 163
  La transmisión de secretos y duelos familiares 169
  Un violín con historia..176
  El carácter melancólico castellano 178
  La familia tradicional y endogámica:
  La casa de Bernarda Alba...182

VI. Los síntomas...189

  El vacío..192
  La tristeza – Los afectos y los sentimientos 193
  El rictus – El cuerpo...196
  La inhibición – El enlentecimiento................................197
  La anhedonia – La afánisis..198
  Los delirios – El pensamiento 199

Los ritmos vitales – El tiempo y el espacio 201
El suicidio...203
La culpa 206
La manía 211
Los lugares de la melancolía..215

VII. Formas clínicas y diagnóstico diferencial **219**

Formas clínicas..221
Esquizofrenia y paranoia 224
Anorexia nerviosa 228
Adicciones – Alcoholismo 230
Neurosis obsesiva...233
Trastornos límite..237
Trastornos psicosomáticos..239
Duelo 243

VIII. Abordaje terapéutico...**247**

Terapias biológicas 247
¿Una forma de psicoterapia? 253
Transferencia..263
Contratransferencia 267
Creación y suplencias..270

IX. Conclusiones...**273**

Apéndice – Miguel Delibes y la tristeza castellana **281**

Bibliografía **293**

Índice de materias..**301**

Índice de nombres **313**

Sobre el autor...**317**

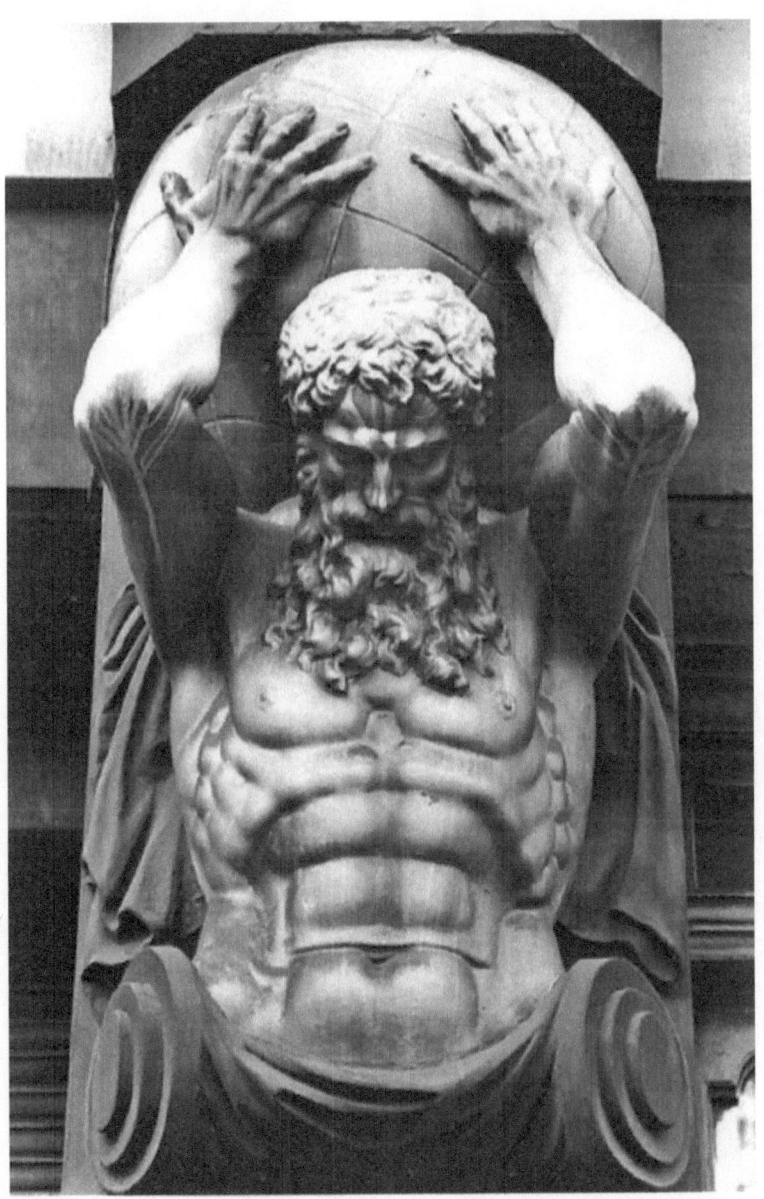

Atlas - El mundo sobre sus hombros

Prólogo

Vuelve la melancolía

Vaya por delante que, en principio, no sorprende la presencia de un libro sobre la melancolía. Desde que Hipócrates hablara por primera vez de ella, en su tratado *Sobre los aires, aguas y lugares*, allá por el siglo V antes de nuestra Era, son frecuentes los estudios que la abordan desde múltiples puntos de vista. Es más raro, en cambio, un libro de psiquiatría que trate hoy sobre ella. Es una noticia agradable pero curiosa en estos momentos. Pocos son los profesionales atrevidos que asumen ir contracorriente y volver a las preguntas de siempre.

La melancolía entró con el pie izquierdo en nuestra disciplina. Desde la primera tentativa de Esquirol para excluirla del lenguaje técnico, y entregarla en exclusiva a poetas y filósofos, la intentona fue de fracaso en fracaso hasta el giro positivista de 1980. A partir de entonces, las clasificaciones internacionales se lanzaron a por ella en picado. Su desaparición, o mejor su ocultación, para ser más exactos, pues sospecho que sólo se trata de un mestizaje temporal, es relativamente reciente. Entre las máscaras de la melancolía está la de desaparecer de la escena y presentarse sin más como víctima de la serotonina.

En cualquier caso, no son tiempos para una perspectiva subjetivista, tal y como exige el estudio cara a cara de la melancolía. La psiquiatría ha emprendido un retroceso inesperado y ha vuelto a la casa de la neuropsiquiatría, a su casa natal, al hogar que abandonó en los años setenta. La psiquiatría o es medicina o no será nada, habían sentenciado los más agoreros ante la beligerancia de los primeros críticos, dando por supuesto que la medicina entiende y se ocupa del cerebro pero no del sujeto. La psiquiatría está hoy más a gusto cerca de la neurología. Se siente más segura que en las proximidades de la sociología, del psicoanálisis o de la filosofía.

Sin embargo, caben resistencias. El texto de Carlos Fernández lo demuestra a todas luces. Su estudio de las formas clínicas de la tristeza es un balón de oxígeno que mejora nuestro presente. Sin alejarse del todo de la perspectiva psiquiátrica, pues no quiere caer en ningún radicalismo ni dar muestras del mismo dogmatismo que se propone combatir, su apoyo teórico es básicamente freudiano, que es sin duda el camino necesario para volver a los interrogantes sobre el hombre y su pena constitutiva. Este apoyo, básico, esencial, nos devuelve la inspiración necesaria que nunca debió de ausentarse de nuestra interpretación. Al menos si aspiramos a evitar la simplificación de la psicopatología que ahora padecemos.

Sorprende, no obstante, la facilidad con que ha calado esta pobreza explicativa, carente de contenido subjetivo, en el común de las gentes. Son tiempos en que las personas, a la hora de explicar su congoja y su dolor psíquico, prefieren sentirse gobernadas por una causa somática, ajena a su subjetividad, antes que apechar con su propia responsabilidad ante el abrazo de la tristeza. La mayoría de los individuos prefieren decir que tienen una depresión a confesar que están tristes. Probablemente porque la primera afirmación lleva a que el prójimo no exprese ninguna curiosidad personal y se limite a recomendarle que se ponga a tratamiento lo antes posible, no vaya a ser que el agente morboso dé en progresar y despierte cansancio vital y malas intenciones. Mientras que si confiesa estar triste, parece que invita al interlocutor a interesarse por su vida, sus penalidades, sus soluciones o su manera de enfrentarte a la adversidad. Estar triste, hoy en día, parece algo mucho más personal que estar deprimido.

Lo mismo sucede en el ámbito profesional, donde la indigencia psicopatológica también se incrementa. El páramo aumenta y el desierto crece. La escasez del diálogo, el recurso a escalas y protocolos, la pobreza interpretativa o la polarización biológica, son muestras de una creciente estrechez de miras, donde todo lo que sucede más allá de las propias lentes se enjuicia despectivamente como literatura, filosofía o especulación psicoanalítica.

Pero nuestro autor intenta salvarnos del marasmo. La idea

de la tristeza concebida como un duelo del deseo, como una pérdida de cualquier anhelo, idea freudiana por encima de todas, late en esta investigación que prologamos. Una pérdida o paralización del deseo que se puede producir de dos modos diferentes. Ocasionalmente, lo que permite decir de alguien que simplemente está melancólico, en referencia exclusiva a ese momento, a esas circunstancias; o de un modo sistemático, constitutivo o estructural, lo que autoriza a distinguir a quienes son melancólicos en sí, todo el tiempo, y no sólo a los que lo están.

Esta última, ese modo de ser, esa melancolía constante e insurgente, da pie a alguna de las reflexiones de mayor calado que podemos leer en el texto. Una de ellas concurre para preguntarse por la causa que lleva a una persona a sufrir periódicamente estados de inhibición y pérdida de energía mental. Otra, para conocer cómo se transmiten esas ausencias de deseo de generación en generación sin recurrir a la consabida hipótesis genética.

Respecto a la primera dilucidación, el autor recurre a las explicaciones psicoanalíticas tradicionales, de Freud, Melanie Klein, Winnicott o Lacan, con el fin de evitar servirse simplemente de las concepciones sobre lo endógeno o el trastorno bipolar, que son el recurso cómodo de la perspectiva biologicista. En cambio, en lo que atañe a la continuidad transgeneracional, su estudio se muestra mucho más novedoso. Es consciente de que pocos ámbitos de estudio son hoy más importantes que indagar cómo se teje el deseo de cada uno en la red del deseo familiar. Campo de investigación que se ha vuelto más importante en la medida que cuestiona la génesis de la identidad y la orientación sexual, uno de los focos de mayor debate social, psicológico y político del presente. No hay movimiento activista que en algún momento no se vea obligado a dar cuenta de las nuevas disidencias en el arco de la sexualidad, para lo cual tendrá que indagar en esa incrustación determinante de unos deseos en otros, de unas identificaciones en otras distintas.

No conocemos los procedimientos de construcción de la identidad, más allá de recurrir al capítulo de las identificaciones y a las explicaciones de la psicogénesis. Y, más en concreto, no sabemos cómo se forja la identidad del melancólico. Sólo sabemos la conclusión, el producto final, una identidad que a menudo calificamos de permeable y porosa, como si estuviera expuesta a derrames periódicos, a sangrías de libido que vacían su deseo y lo hunden en la apatía y la inhibición.

En el camino de esa construcción, presumimos que el deseo del futuro melancólico se enhebra incompletamente con el deseo paterno, bien porque éste es insuficiente para sostener el del descendiente, o porque el ovillo se construye dejando espacios huecos. Agujeros que son la respuesta del melancólico a distintos procesos, como deseos paternos interrumpidos, secretos familiares, prohibiciones irreconocibles, culpabilidades no tramitadas, deudas morales, ideales tiránicos o incongruentes, reivindicaciones pendientes o desconfianzas trasmisibles. Todo un combinado de presencias vacías y de silencios inaudibles pero determinantes por su carácter performativo, que a veces determinan más la identidad, porque construyen lo que callan, que los enunciados explícitos.

Ese proceso transgeneracional es un lugar de reflexión muy del gusto de nuestro autor, que recoge los estudios existentes sobre la transmisión del secreto familiar, sobre el contagio de esos contenidos traumáticos que con el paso de tres generaciones pasan de indecibles en la primera a innombrables en la segunda y a impensables en la tercera. La primera generación calla por interés, pudor o vergüenza, la segunda porque no encuentra discurso para lo que a duras penas piensa, y la tercera porque ni siquiera lo puede pensar. En esta tercera es donde los estudiosos del problema conciben la idea de núcleos sólidos del lenguaje que no desprenden palabras, o vacíos de la representación por donde no circulan bien ni el deseo ni el pensamiento.

La identidad del melancólico podemos imaginarla como la de alguien sometido a una acumulación de estos procesos psíquicos transgeneracionales, que nos sirven para cuestionarnos, según Carlos Fernández, por «el lugar que ocupó el melancólico en el deseo del Otro». Deseo paterno donde quizá «una tragedia, un desamor, una muerte, un desarraigo, una guerra, una mala suerte, una maldición familiar, un accidente, un suicidio o algo donde la pulsión de muerte es muy poderosa y hace desfallecer al deseo y a Eros», dejan una herencia en forma de una identidad maltrecha, salpicada de poros mal tejidos y de nudos que interrumpen la circulación del pensamiento y el deseo. La vida de cada uno no es nada más que un mapa de señales de tráfico, una cartografía que en condiciones favorables nos lleva por buen camino y que, en el caso del melancólico, le desorienta de continuo y acaba conduciéndole a un stop prolongado y no se sabe hasta qué punto inmerecido.

La melancolía, a la postre, está prendida en el inconsciente de nuestros padres. Nuestro deseo es un ovillo construido sobre el suyo, mediante un procedimiento que apenas conocemos. Los deseo propios se van enhebrando en el de ellos mientras nos inculcan un juego de identificaciones que, unas sobre otras, van configurando la identidad.

La melancolía se transmite por el hilo conductor del deseo, pero no acertamos a distinguir el proceso. Al fin y al cabo, tampoco logramos conocer cómo se transmite el desprecio al otro, ni el fascismo, o la misoginia, la histeria, las ideologías o la religiosidad incluso. Apenas contamos con instrumentos conceptuales, así que las elaboraciones son muy rudimentarias.

Al final del libro, en el capítulo de conclusiones, el autor vuelve sobre la cuestión transgeneracional, lo que nos permite a nosotros volver a agradecerle su agudeza y su determinación: «Una tristeza asociada a un vacío, una marca mortal, un agujero sin simbolizar, algo indecible, innombrable, guardado como un secreto por vergüenza —ya que menoscabó el narcisismo de alguien— que remite a una pérdida pretérita que quitó espacio a la vida y que se pudo transmitir inconscientemente de generación en generación».

José María Álvarez y Fernando Colina

Entre la pena y la nada, elijo la pena.

Fragmento de *Las palmeras salvajes*
de William Faulkner.

*La tradición de todas las generaciones muertas oprime como una
pesadilla el cerebro de los vivos"*

Karl Marx
El dieciocho Brumario de Luis Bonaparte

Palabras previas

Si la melancolía corre el peligro de perder el estatuto que ha tenido durante tantos siglos, en una época atravesada por el capitalismo, en una época de individuos aparentemente libres y solos, en una época de sobreabundancia de objetos, en una época en que la tristeza es un pecado (pero no lo es tanto estar apático y vacío); en este caso, es el momento más adecuado para hablar de ella, cuanto más, mejor. El melancólico contemporáneo, si es que existe, tiene muchas dificultades para poder estar triste. No hace tanto tiempo, el melancólico podía añorar y tener nostalgia. El ser humano se las puede arreglar mejor con la tristeza que con el vacío. Si la tristeza siempre fue la envoltura de ese vacío, para poder sentirla hay que tener la sensación de haber perdido algo.

En un mundo saturado de objetos de consumo, de objetos de goce, de objetos innecesarios, la pérdida no encuentra lugar y no hay duelo posible. El vacío se llena de objetos a su vez vacíos. Entonces, el sujeto corre el riesgo de morir de empacho. El antiguo «dolor del alma», que los clásicos llegaron a pensar como síntoma princeps de la melancolía, ha dado paso al «vacío lleno» de la modernidad.

No ha pasado el tiempo suficiente para que la generación actual se adapte al cambio social que el capitalismo ha impuesto a sociedades que aún viven mentalmente en un tiempo pretérito cuando las cosas eran bien diferentes. La generación de nuestros abuelos, incluso la de nuestros padres, vivió una época de pérdidas, de carencias, incluso de miseria, fruto de una guerra y posguerra cruel. En un país eminentemente rural, el éxodo a la ciudad en los años cincuenta dejó espacios y tiempos vacíos, duelos no tramitados, gritos silenciosos y traumas violentados. La nostalgia melancólica envolvió la mente de la primera generación y los nietos e hijos de la familia endogámica y patriarcal, de la matriarca omnipotente, siguieron unidos por un cordón umbilical imaginario al pecho de la tradición. En la actualidad han cambiado ese pecho por un iPhone, por una pareja posesiva y absorbente, por comida rápida e insana, por sexo rápido y casual, por droga sintética y mortal. Sin tiempo para desear y esperar. Sin tiempo para anhelar y dolerse de la pérdida. La melancolía se pone el traje de la abundancia y se prohíbe la tristeza, pero sobre todo la pobreza material. Los pobres del primer mundo ya no están flacos, sino gordos. La *aporofobia* ha invadido a la sociedad y se ha olvidado, sólo imaginariamente, de las carencias de nuestros abuelos. Pero la pobreza sigue muy presente en nuestra psique, en forma de vacío mental, en forma de sujeto sin historia pero con piso hipotecado. Identidades vacías, llenas de banderas y patrias idealizadas que no toleran la diferencia. Sujetos libres e infantilizados que el capitalismo ha sabido adocenar fácilmente. Sujetos rotos y presos, por un lado, de la añoranza de la madre cocodrilo de la tradición que todo lo da si se quedan junto a ella y, por otro, presos del objeto de consumo vacío e innecesario. Sujetos melancolizados por el pasado y despojados de deseo propio por el presente.

Tiempos en los que hay que reivindicar al sujeto y al deseo, a la responsabilidad de pensar por uno mismo, y a la posibilidad de hacer duelos. En definitiva, reivindicar la falta para hacer posible el deseo. No podemos quedarnos pegados a la tradición de forma melancólica, pero tampoco olvidarnos de ella como si fuéramos sujetos sin historia hechos a nosotros mismos. Hombres modernos que no rinden cuentas a nadie, salvo a sí mismos. Como diría Recalcati, tenemos que reconquistar nuestra herencia para poder subjetivarla y hacer algo nuevo con ella. Y como decía Freud, el sujeto melancólico se duele de la pérdida sin saber qué ha perdido (porque lo que perdió, sucedió en un tiempo muy pretérito en la historia del sujeto o de un ancestro). El melancólico moderno ni siquiera sabe que perdió algo, y el vacío sustituyó a la tristeza y al dolor del alma.

ΩΩΩΩΩ

La forma más eficaz de transmitir el conocimiento es desde la subjetividad del transmisor. Una transmisión respaldada por la responsabilidad, por la experiencia de la clínica y por un modelo teórico que siempre es elegido subjetivamente, incluido el científico. La pasión del maestro por transmitir hace que esta transmisión pueda conmover y conquistar el interés del alumno. Es una transmisión cualitativa que deja un poso. Si transmitimos el conocimiento en aras de una supuesta objetividad, de forma fría y ordenada, sin pasión, sin amor por lo que hacemos, lo aprendido no dejará huella, se olvidará o se almacenará en una memoria estéril. Nuestros maestros más queridos serán los que nos han tocado con su pasión y nos han removido por dentro con su saber, con su forma de transmitir su saber. Es por tanto la forma, y no tanto el contenido, lo que verdaderamente importa. Por eso, puedo decir que este libro ha sido escrito por los Otros. Por esos Otros maestros que he ido encontrando por el camino de la vida.

A mi querida Virginia, por su honestidad y a mis hijos, esos pequeños maestros que nos enseñan la vida de veras. A mis padres, los primeros maestros que nos acogen y nos cuidan cuando nacemos en el desamparo. A mis queridos hermanos. A mis abuelos, en especial a mi abuelo Lázaro. A mis amigos, ellos saben quienes son. En el colegio, Don Alberto nos descubría las Ciencias Naturales más interesantes y hermosas. En el instituto, Eligio, profesor de filosofía, nos mostraba su pasión por Nietzsche y Freud. Mis primeras lecturas de Freud de aquella época, fueron *El malestar en la cultura* y *Psicología de las masas*. Cuando fui médico interno residente en el Hospital Clínico Universitario de

Valladolid, nuestros adjuntos, en especial Agustín Jimeno y Juanjo Madrigal, nos animaban a leer a los clásicos de la psicopatología y ahí quizás comenzó mi interés por la melancolía. Con la residencia recién concluida, empecé a trabajar en el Dr. Villacián. Allí conocí a un colectivo, de la mano de los maestros Fernando Colina y José María Álvarez, implicado realmente en la formación de sus residentes, con una visión de la psicopatología más humanista. Continué la investigación sobre la melancolía mientras trabajé en varios centros de salud mental; primero en Sanidad y luego en Casa del Barco, lugares de los que guardo un entrañable recuerdo: de Gonzalo Ortiz que nos deleitaba con sus docencias literarias y luego nos reuníamos todos en los bares; de mis compañeros arandinos, por su facilidad para hacer equipo en un lugar de trabajo tan duro.

Hace unos años tuve el placer de ser alumno del Máster de psicoterapia psicoanalítica de la Universidad Complutense de Madrid; los profesores nos avivaban el deseo de saber con gran entusiasmo. Gerardo Gutiérrez, con pasión y mimo, nos explicó Freud, Marina Bueno, la psicopatología y Beatriz Azagra, la terapia, sin olvidarme del resto de docentes. Amplié, gracias al máster, la investigación sobre la melancolía. En 2015 empecé a escribir las reflexiones que plasmo ahora en el libro. Reflexiones que se terminan de completar en 2018, desarrollando uno de los capítulos quizá más originales, polémicos y potentes, que es el capítulo V «Las causas», donde abordo el tema de la herencia y la transmisión generacional de la melancolía.

Mención especial para Beatriz Azagra, tutora y supervisora

de casos, que me animó a investigar sobre la transmisión generacional. A José María Álvarez, por empujarme a publicar este libro. A Fernando Colina, que junto a José María Álvarez escribió el magnífico prólogo. Y a Henry Odell, que con su arduo trabajo de edición dio forma hermosa al texto. Termino por agradecer a esos Otros pacientes que con su capacidad de lucha y tesón, combaten a diario a Tánatos en una batalla que la vida y Eros casi siempre ganan.

Carlos Fernández Atiénzar
Madrid, febrero de 2019

Introducción

El vacío, la noche, el negro Érebo y el ancho Tártaro existían
y no había aún tierra, aire ni cielo, cuando la noche de negras alas
puso en el seno del Érebo un huevo huero. De este nació, al pasar
el tiempo, Eros, objeto de deseo, refulgente en su lomo con alas,
turbión más rápido que el viento. Se unió Eros al vacío alado en el
Tártaro vasto y negro, y así dio el ser a nuestra raza y la sacó a la luz
primero. Pues no existían aún los inmortales. Eros unió los elementos
más tarde, y solo al unirlos unos a otros nació el Océano y el Cielo,
nació la Tierra con la raza imperecedera de todos los felices dioses.

Aristófanes, *Las aves*

El relato de Aristófanes nos describe cómo Eros, el dios
del amor en la mitología griega, llega para iluminar y dar
vida al caos y a la oscuridad que en esos momentos reinaba
en los orígenes. Eros, como símbolo del deseo hacia lo que
falta, como motor de la vida que moviliza al hombre con

el más poderoso influjo de todos los dioses. Ya los griegos sospecharon de esa fuerza que es el deseo, que además ordena y civiliza, construye y suma. Esta metáfora nos sirve para identificar pronto los elementos importantes que van a aparecer en el texto: amor/odio, pulsión de vida/pulsión de muerte, deseo, falta/completud y la perpetua tendencia del melancólico a replegarse y adherirse al pasado, a los orígenes, a la tierra, a añorar lo que nunca se tuvo o se perdió. Porque en la melancolía, Eros no pudo ejercer su influjo y Tánatos ganó la partida. En un momento pretérito o temprano de la existencia del sujeto, por diversas razones encriptadas en la historia del sujeto melancólico, no se pudo disponer de esa carga de energía vital encargada de libidinizar y envolver de deseo las cosas, que en el futuro se reflejará en la dificultad más o menos manifiesta del melancólico de hacer frente a los avatares evolutivos y cambiantes de su andadura por la vida.

La melancolía ha sido y es una entidad incómoda y complicada. Durante siglos melancolía y locura fueron de la mano y la teoría humoral perduró hasta el siglo XVII, cuando comenzó a coger peso la teoría nerviosa. En la clínica, la palabra depresión ha sepultado el concepto y ha provocado que la palabra melancolía haya caído en cierto olvido y su presencia se haya difuminado en los diagnósticos abarcadores, simplistas y descriptivos del trastorno depresivo mayor y trastorno bipolar. Sobrediagnosticada como depresión endógena por la corriente biologicista, quizá por la buena respuesta a los psicofármacos, no profundiza demasiado en los mecanismos psicodinámicos ni en el sentido de los síntomas, permanece sin más en la cómoda explicación química. Defiende, con demasiado reduccionismo y simplismo, la falta de serotonina como mecanismo patogénico. Infradiagnosticada por el psicoanálisis, quizá por la dificultad de una psicoterapia y/o la tendencia a diagnosticar los casos como neurosis. Sin embargo, el psicoanálisis dio un sentido y una profundidad incuestionable a la entidad al relacionar la melancolía con la pérdida, con el mecanismo de introyección/incorporación del objeto perdido y con el autorreproche como síntoma diferenciador del duelo.

En el presente libro vamos a referirnos tanto a las fases clínicas, en las que se observan con nitidez los síntomas nucleares de la melancolía, como a la estructura melancólica que permanece en los periodos «asintomáticos» entre las crisis o fases depresivas. La psicosis maníaco-depresiva, actual trastorno bipolar, es considerada como una manifestación clínica más del sujeto melancólico, sin llegar a considerar a la manía como un elemento o mecanismo protector[1].

Hace catorce años, con la residencia terminada pocos meses atrás, recibí en la consulta a un paciente con una profunda tristeza y gran angustia. Durante la formación unos años antes en el hospital, de corriente biologicista, estudiábamos y tratábamos la melancolía desde ese punto de vista. Quizá, al observar la mejoría de los episodios depresivos con los fármacos, no se nos presentaban muchas dudas ni preguntas respecto a la «causalidad biológica» del cuadro. Además, en muchos de los casos no había causa aparente, aunque

---

1. La manía es el polo activo de la pasividad depresiva. El maníaco no puede estar alegre, es una hiperactivación sin sentido, rupturista, muchas veces violenta y agresiva con el sujeto y con el Otro que sufre su furia en forma de separación matrimonial, ruina económica u otras manifestaciones de la manía.

con posterioridad me percaté de que solo era cuestión de ahondar más en la historia del paciente para poder entrever, al menos, el desencadenante. El término que más se utilizaba para nombrar la melancolía era el de depresión endógena, aunque también utilizábamos el de episodio depresivo con rasgos melancólicos. Durante esa época, animados por algunos de nuestros adjuntos, estudiábamos a los clásicos de la psiquiatría como Kraepelin, Kretschmer, Schneider, Tellenbach, Clérambault, Griesinger, Capgras, etc. Nos faltaban quizá otras visiones más humanistas, más cerca del ser, más cálidas, para poder entender algo tan grave y tan hermético, pero a la vez tan cerca de la humana tristeza, del desamparo y del dolor.

Volvamos al paciente: presentaba un cuadro depresivo que empeoró de forma progresiva, ya que se añadieron ideas delirantes de contenido ruinoso y catastrofista. Me relató que todo comenzó tras una reforma completa de su casa. Antes vivía en una casa vieja y antigua que reformaron a su gusto. En ese momento me surgió un interrogante claro: ¿Cómo puede el paciente encontrarse así cuando el cambio ha mejorado su vida? Antes del episodio depresivo el paciente estaba bien y se describía como una persona muy perfeccionista, con exagerado afán de orden, rígida, escrupulosa y maniática. Intenté buscar una respuesta a mi pregunta y en la literatura encontré descritas las *depresiones por mudanza*[2], y para mi sorpresa estaban clasificadas dentro de las

---

2. En 1928 el psiquiatra alemán Lange describe este tipo de depresión, asimilada luego por Tellenbach como un tipo de depresión endógena desencadenado por un cambio en el registro espacial en un paciente estructurado caracterialmente como un melancólico. *Cf.* J. LANGE, *Die endogenen und reaktiven Gemütserkrankunken und die manisch-depressive*

depresiones melancólicas. Leí más a fondo la fenomenología de la melancolía en el libro de H. Tellenbach; me llamaron la atención los términos de includencia y remanencia[3] que explicaré más adelante. En esos momentos comencé a trabajar en el Hospital Psiquiátrico como adjunto y empecé a observar a los pacientes desde otro prisma. La formación y la enseñanza eran distintas a las del hospital; lo que más me sedujo fue la manera de entrevistar a los pacientes, sin preguntas tan dirigidas, con más espacio para la escucha y sin tanta premura para el diagnóstico. Había una influencia psicoanalítica, freudiana/lacaniana, pero siempre se cuidaba la transmisión del conocimiento con un eminente sentido clínico e histórico al rescatar la historia de la psicopatología y de la psiquiatría para combatir el olvido que puede surgir de la psiquiatría actual imperante, la de los fármacos y la del DSM.

Aunque el paciente mejoró de forma notable con los antidepresivos, se abrían nuevas perspectivas y cuestiones: qué era lo que permanecía entre las recaídas depresivas de los melancólicos; es decir, qué estructura había por debajo, cómo se defendía de esas recaídas, qué historia personal había detrás... Tellenbach definió el *typus melancholicus* como el carácter constitutivo de los melancólicos. En sus trabajos incorpora las nociones de Freud y Abraham, con notable influencia de sus aportaciones. También hace una importante reflexión sobre los ritmos vitales, sobre los

---

Konstitution. Berlín, Springer,1928.

3. Viene a decir que el melancólico, a través de la includencia y la remanencia, se empeña en mantener el tiempo y el espacio rígidamente encorsetados para evitar las descompensaciones. TELLENBACH, H.: *La melancolía. Visión histórica del problema. Endogenidad, tipología, patogenia y clínica*, 2.ª ed., Madrid, Morata, 1976.

parámetros espacio-temporales y sobre el *Endon*, a la vez que intenta conceptualizar lo específico de la melancolía.

Desde luego, la tristeza melancólica tiene una cualidad muy especial, y es Freud quién la relaciona de forma clara con la pérdida y el duelo de forma magistral en su *Duelo y melancolía*. No solo intenta hallar esa esencia, sino que además describe con gran perspicacia sus síntomas nucleares: empequeñecimiento del yo, autorreproche y la gran carga narcisista.

No obstante, es difícil establecer una categoría o estatus diferente a la tristeza melancólica, ya que la tristeza es un afecto que nos acompaña a lo largo de la vida. Es más, nos humaniza y nos castra, nos recuerda nuestra finitud. Lo que nos conmueve e interpela es la magnitud tan infinita de la tristeza del melancólico, nos incomoda, pero nos podremos manejar algo mejor con ella, porque la tristeza nos es un afecto familiar y común. Lo que en verdad nos aterroriza, es el agujero y el vacío que se encuentra debajo de esa tristeza que lo envuelve, y es ese vacío, quizá, el síntoma primario de la melancolía. La mirada de una paciente casi catatónica ingresada en la Unidad de Agudos se queda en el recuerdo y en la retina; lo que miraba era un puro vacío, una sima infinita y profunda, es un *shock*, una sacudida, sólo experiencial, pero con una conmoción brutal en el Otro que sospecha que, en los principios, en el origen no hubo nada, que venimos de lo inorgánico, como especula Freud en su teoría sobre la pulsión de muerte[4].

---

4. Freud desarrolla este concepto en 1923 en *Más allá del principio del placer*, segunda teoría de las pulsiones, después de los devastadores efectos de la Primera Guerra Mundial. Aunque él mismo acepte que esta teoría es especulativa y haya escuelas dinámicas, como la Psicología del yo, que no acepten el concepto de pulsión de muerte, me resultaría muy difícil entender patologías como las

Uno de los conceptos más relevantes de la obra de Lacan, el deseo del Otro[5] y cómo éste puede influir en la formación de un lugar propio en el mundo, ha hecho que mi foco de atención se centre en explorar las circunstancias que rodearon la llegada al mundo del paciente melancólico; cómo y quién otorgó los cuidados en los primeros años, qué sucesos ocurrieron durante esos tiempos y qué lugar ocuparon en el deseo de los padres. Algunas respuestas han sido reveladoras, y algunos pacientes depresivos relataban como alguno de sus padres les desvelaban, en la fase adulta, sentencias como: «no llegaste en un buen momento», «fuiste un error, un accidente» o directamente «nunca te quisimos», «naciste en circunstancias complicadas». En otros casos, los pacientes guardan el recuerdo de una madre deprimida que no podía realizar los cuidados adecuados, o simplemente las circunstancias de pobreza hacían imposible esos cuidados dado que la madre tenía que trabajar de sol a sol, y derivaba este cuidado a la abuela, tía... No siempre hay que atribuir como factor causal la negligencia paternal o la falta de deseo de hijo; más bien hay que explorar el momento y las circunstancias que rodearon su llegada al mundo y los primeros cuidados, así como la vivencia de esas circunstancias; es decir, si en lugar de ser vivida como una experiencia de satisfacción, pudo ser vivida como una experiencia de insatisfacción y frustración. Porque la historia del melancólico suele ser una historia triste;

---

adicciones, las anorexias y la propia melancolía o fenómenos como las guerras, sin echar mano de este magistral ensayo.

5. Lacan articula en *El Seminario 10. La angustia* (1963), quizá su seminario más relevante, muchos conceptos importantes de su obra con la experiencia analítica. Entre ellos articula el deseo como deseo del Otro; deseo de que el Otro me desee, y la angustia que produce el no saber qué desea/quiere el Otro de mi.

en su historia encontramos alguna pérdida[6], o los ascendientes perdieron algo o a alguien a su vez en su historia personal y se pasó de una generación a otra, a veces como un emblema familiar, como una marca que se hereda de generación en generación. Quizá, lo más determinante no sea la pérdida en sí, sino la forma de tramitarla y en estos casos la estructura familiar explica el papel protagonista que ejerce la herencia.

Se nos plantea la siguiente cuestión: ¿Qué lugar ocupó el melancólico en el deseo del Otro? Una posible respuesta es que no hubo lugar en ese deseo y lo que realmente perdió el melancólico fue precisamente ese lugar. Se puede pensar la diferencia con el duelo; el melancólico no puede elaborar una pérdida, porque esa pérdida no tuvo lugar. No se puede perder lo que nunca se conoció. Porque el melancólico sintió un desamor en un momento vital del desarrollo narcisista. Porque el melancólico no perdió nada o perdió todo. Ese borramiento del lugar puede explicar algunos síntomas clínicos como la insignificancia, el narcisismo, los estados maníacos o la ambivalencia. Estos síntomas apuntan a la falta de diferenciación del yo con el objeto y la falta de lugar o infinita pequeñez de éste.

A diferencia de los neuróticos, donde una pérdida remite a una pérdida anterior o a la pérdida primaria, en los melancólicos todas las circunstancias que tengan un sentido de pérdida pueden desencadenar un episodio depresivo, porque la pérdida remite a la nada y el melancólico no sabe

---

6. Como veremos más adelante, la pérdida va a tener sus singularidades, así como la estructura familiar en la que sucede, donde lo endogámico se hace patente. No se trata de una pérdida habitual, sino una pérdida que hiere de muerte el narcisismo familiar.

qué significa perder. No obstante, se pueden defender de caer en esa depresión mediante el desarrollo de unos rasgos especiales similares a los obsesivos, pero con una finalidad distinta: evitar la pérdida. Estos rasgos[7] fueron descritos por diversos autores como Freud, Abraham y sobre todo Tellenbach: afán de orden, rigidez, tacañería, escrupulosidad moral, incapacidad para el amor y nunca deber nada a nadie. El lugar que no tuvo en lo simbólico lo intenta buscar en lo real y se aferra al espacio y al tiempo de manera rígida y literal.

Cada vez quedaba menos lugar a pensar que las recaídas depresivas no tenían causa. Ésta se encontraba en el inconsciente y/o en la historia personal del paciente. No voy a renegar de los factores constitutivos, los cambios estacionales o las etapas madurativas del ser humano, ya que, en muchos casos, estos factores son muy relevantes. Pero añadir factores más psicológicos e inconscientes puede ayudar a entender la difícil e inquietante estructura melancólica.

Intenté responder a la pregunta anterior: ¿Qué perdió el paciente en la reforma de su casa? En toda ganancia hay una pérdida o renuncia implícita, y si el melancólico se defiende con uñas y dientes de todo lo que tenga que ver con la pérdida, pudo ser esa ganancia la que precipitó el grave estado depresivo posterior. Otras veces es un ascenso de puesto de trabajo, dar a luz, etc. Momentos, aparentemente

---

7. Estos rasgos pueden considerarse como los rasgos típicos de la constitución melancólica y se observan en la clínica en los periodos intercrisis, al permanecer estables y constantes a lo largo del tiempo, a la vez que se aprecia un esfuerzo y gasto de energía intenso para evitar las recaídas afectivas. A mi modo de entender, explorar estos rasgos tiene vital importancia, aunque se debe ser cauto para evitar confundirlos con una estructura obsesiva. Desde mi experiencia clínica, estos rasgos aparecen de manera muy habitual. Tellenbach los estudió a fondo y los formuló/condensó y nominó como «tipo melancólico».

felices, que se convierten en una pesadilla. Porque también en todo triunfo hay un pequeño fracaso o renuncia que el melancólico no puede siquiera tolerar, ya que, para él, triunfar es fracasar.

La identificación con «el muerto» por parte del paciente melancólico explica muchos síntomas de la fase clínica. La terrible experiencia de no existir, de que los órganos se pudren o la vergüenza de ocupar un lugar que no merece, son síntomas que expresan esta cuestión. Lo que sitúa al melancólico en el terreno de las psicosis es la certeza de saber que nace de un estado inerme de quietud y va a terminar de la misma forma. La vida pasa como un tremendo trabajo de existir porque no ha podido libidinizar la existencia. No ha logrado reprimir la certeza de muerte, como el neurótico, que a veces vive como si no fuese a morir nunca. El melancólico sabe que ya estuvo, está y estará muerto, porque no logró separarse del estado de indiferenciación, no logró separarse de la totalidad y esto es pura pulsión de muerte. En la película *Melancolía*[8] queda bien reflejado; cuando Justine deja de sufrir a medida que se va a terminar todo y el planeta Melancolía impactará sobre la Tierra. Por fin, Justine se unirá de nuevo con el Universo, con la totalidad, con la muerte y así dejará de sufrir por tener que vivir sin saber qué hacer con la vida. Quizá ese sea el único deseo del melancólico: unirse de nuevo con la muerte, al menos así se desea algo.

---

8. En la película se visualizan poderosas imágenes que simbolizan la cuestión melancólica; Justine seducida por el influjo de la Luna, Justine poniéndose como objeto de desecho cuando se folla al ser más insignificante de la boda, Justine arrastrada por una red de tierra que enlentece sus movimientos... VON TRIER, L.: *Melancolía*, película, 2011.

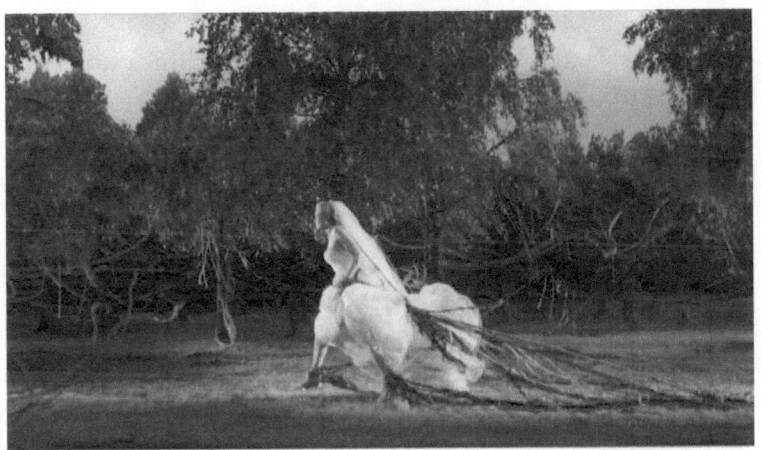

Fotograma de la película *Melancolía* (2011, Lars von Trier)

A lo largo del presente libro intentaremos conceptualizar la melancolía, analizar y especular sobre el uso, tanto popular como clínico del término. Luego, aludiremos a la entidad clínica en su forma depresiva o a su estructura. Haremos un recorrido histórico desde la Grecia clásica, cuando se utilizó por primera vez el término (bilis negra), hasta la actualidad y veremos cómo cambia el sentido de la palabra según el momento histórico en que nos encontremos.

Más adelante nos centraremos en encontrar los rasgos definitorios de la estructura clínica en sí, apoyándonos en las teorías psicoanalíticas de Freud, Abraham, Klein y Lacan, y en la fenomenología de Tellenbach. Intentaremos correlacionar la sintomatología clínica que presenta el melancólico en fase depresiva con un sentido más profundo, sin conformarnos con agrupar, describir y diagnosticar, ya que hay estados depresivos que no son ni tan claros ni tan aparatosos. Muchas veces observamos en la clínica síntomas más leves o síntomas físicos como algias, astenia... que enmascaran una melancolía. Es importantísimo intuir y diagnosticar a través de la cualidad, no de la cantidad.

Con la deriva descriptiva de la psiquiatría actual —teñida por intereses económicos que priorizan la cantidad— perdemos sutileza y, con el término depresión, hacemos tabla rasa en el diagnóstico y en el tratamiento. Así, el término de depresión mayor se impone como diagnóstico descriptivo y cuantitativo, como si se pudiera medir la tristeza subjetiva del paciente de uno a diez. La tristeza infinita del melancólico no entraría en los parámetros, ¡qué despropósito! La renuncia de la psiquiatría actual/oficial a la psicología, a la filosofía, a la antropología y al psicoanálisis, pone en peligro la riqueza que siempre ha tenido la especialidad en aras del supuesto rigor científico y médico. No se puede renunciar al enigma que nos plantea la mente humana y nunca lo taparemos con una explicación únicamente médica. Así cerramos y nos encontramos seguros. La suerte o la desgracia del psiquiatra es que, ante la duda y el desconocimiento, se parapeta en la medicación como recurso con demasiada facilidad. Aliviamos y nos aliviamos, porque las pastillas son poderosas y muchas veces necesarias, aunque solo tratamos la parte biológica y corporal del paciente. Pero la pregunta es: ¿Si nos quedamos ahí? Y, sobre todo: ¿Si la dejamos o la quitamos? La pastilla actúa como un yo auxiliar, una prótesis que procura cierto bienestar y calidad de vida. Hay pacientes que tienen esa demanda y hay que respetarla, pero como personas que intentamos cuidar a otras, hemos de ser honestos y ofrecer al paciente alternativas como la psicoterapia o el psicoanálisis e informar de los límites de la medicación y sus efectos a largo plazo. Si invertimos la situación, debemos ser muy cuidadosos con los melancólicos y saber derivar al paciente en estado depresivo para tratarle con psicofármacos. Sería un tanto negligente no hacerlo, sobre todo en casos graves o cuando la sintomatología es manifiestamente depresiva. Además, el tipo de psicoterapia, si es que se puede hacer, es complicada. Se trata, más bien, de facilitar un tipo de escucha que el encuadre y el estilo psicoanalítico favorece.

Respecto a las causas, cuestionaremos la imperante atribución causal de la melancolía a la herencia biológica y plantearemos una visión más psíquica y subjetiva sobre la herencia, factor causal frecuente en la melancolía. Palabras como origen, la tierra, lo rural, lo endogámico, los abuelos, la pérdida, la piña familiar, la indiferenciación y la culpa, desfilarán por este capítulo para profundizar en la patogénesis, que desmonta de alguna forma la seguridad con que se defiende la hipótesis biológica o química. Más allá de los inseguros mecanismos causales, importa lo que el sujeto haga con su tristeza o su vacío, apelando a la responsabilidad y al cuidado propio y ajeno. La transmisión generacional opera en todas las historias individuales y marca de forma poderosa la subjetividad porque es una historia única e intransferible; los eventos y las personas significativas que nos encontramos por el camino y las decisiones que tomamos, pueden trastocar el destino. Es la vivencia subjetiva de esa historia la que influye en el psiquismo. Como veremos en el capítulo de las causas, en las familias con rasgos endogámicos, la pérdida adquiere una trascendencia muy intensa en el devenir de los descendientes. Un hecho que hiera el narcisismo familiar (en relación con la pérdida, no sólo real) puede trastocar la herencia en las generaciones posteriores. La vivencia traumática avergüenza a la familia y puede generar un secreto transmitido como un artefacto, un vacío que cortocircuita la historia familiar y la cadena significante que se encarna en el ser de algunos miembros que se identifican con esa parte silenciada de la historia. El no decir desconecta la palabra del afecto, y la tristeza mutista crea una atmósfera soporífera, una culpa, una deuda en el ambiente que espera incorporarse al miembro de la familia más receptivo. A través de Lorca y su magnífica *La casa de Bernarda Alba*, intentaremos experimentar esa claustrofobia endogámica de una familia metida en sí misma con la tragedia como emblema. Además del contexto familiar, es interesante situar el contexto histórico y social de la época que les tocó vivir a la primera generación, a nuestros abuelos, y las dificultades marcadas por el éxodo rural de los años cincuenta y la fractura de esos mundos aparentemente tan diferentes: el rural y el urbano. Sin olvidar el contexto de una larga posguerra que sumió en la pobreza a gran parte de la población. Las heridas del trauma de una guerra no suelen cicatrizar bien con el silencio y la desmemoria, aunque la vergüenza y la culpa empujen a ello. Una lectura de la melancolía desde una dimensión más social puede ayudarnos a acercarnos a su conceptualización sin pretender establecer una relación causal o clínica.

Otro de los objetivos del libro es analizar la relación de

la melancolía con la neurosis obsesiva y otras entidades clínicas afines (las patologías del vacío). Sin duda el carácter melancólico y el carácter obsesivo tienen similitudes muy notables. Conviene pensar esto, porque en la clínica muchos pacientes en apariencia obsesivos, cuando se deprimen, se desvela un estado melancólico. Entonces, ¿habría que pensar en las defensas obsesivas dentro de una estructura melancólica como las más utilizadas para prevenir una recaída? ¿Qué otras defensas usa el melancólico? ¿La manía sería otra de esas defensas? ¿O el delirio? Antes de pensar que no es nadie para el Otro, el melancólico piensa que el Otro le persigue y acusa por haber cometido el peor de los pecados.

Por último, nos referiremos al abordaje terapéutico con las dificultades que conlleva. Por un lado las terapias biológicas, con su eficacia y con sus límites, y por otro, una posible psicoterapia adaptada a la estructura que tratamos y también la importancia del psicoterapeuta de cuidarse, dado el riesgo de suicidio de estos pacientes y los sentimientos contratransferenciales que se producen.

El paciente de la reforma mejoró y el episodio depresivo remitió por completo. Estuvo tres años en terapia y al final pactamos el alta. Se notaba que vivía alegre y todo parecía ir bien. Aún así, se empeñaba en aferrarse a un modo de vida rígido, sin cambios y con unos ritmos espacio-temporales siempre iguales; su vida era una rutina perpetua y repetitiva sin espacio para incertidumbres: quizá no se vuelva a deprimir, pero a costa de una renuncia clara a vivir. En una de las sesiones, el paciente relató que la casa de la reforma, era la casa donde vivió su madre fallecida unos años atrás, con la que mantenía una relación muy «fusional». Sus muebles, su espacio, su casa, se convierten así en una pérdida que el paciente no pudo elaborar, porque la casa antigua, llena de los objetos de la madre, certificaba la presencia de la madre muerta. El episodio depresivo cobra un sentido crucial con este detalle, y da luz al desencadenamiento del mismo.

El mito inaugural de la tristeza fue una pérdida; tristeza universal del hombre que se transmitió de generación en generación, desde los orígenes del ser humano. Tristeza consustancial al ser, pero castrada, que aparece en ciertos momentos vitales. Pero ¿pérdida de qué? Pérdida de la omnipotencia, de la totalidad, de la perfección absoluta, de la inmortalidad. Tristeza que nos castra y nos empequeñece, pero nos salva. La melancolía, sin embargo, es hija de la pérdida y de la omnipotencia. Tristeza mortal que se encarna en el ser y lo tiñe de infinita pena, lo desvitaliza y lo convierte en un muerto viviente. Tánatos triunfó sobre Eros, el caos sobre el orden y la omnipotencia sobre la falta.

I

Concepto

Uso popular / Uso histórico / Uso clínico

Uso popular

La palabra *melancolía* (bilis negra)[9], como todas las palabras, va a tener un sentido según el contexto donde se utilice y sobre todo según quién la utilice. Llama la atención en primer lugar la antigüedad del término. Fue en la Grecia clásica, en el *Corpus hippocraticum*, cuando aparece por primera vez. Sin duda, a lo largo de los siglos ha variado el sentido y el uso. Hoy en día, a pesar de la querencia por palabras más pragmáticas, descriptivas y anglicismos varios, su uso perdura quizá por el poderoso peso de la palabra,

9. Del griego *mélaina khóle* derivará el término *melancholia,* y la traducción latina es *atra bilis.*

tanto en el registro histórico como por la belleza fonética de su enunciación.

El uso popular se conserva unido sobre todo al mundo de las artes y de la música. Se utiliza para expresar un tipo de tristeza profunda, insondable, difícil de transmitir. Pero, sobre todo, quiere comunicar una cualidad muy específica; la nostalgia, la vuelta al pasado, el añorar lo que pudo ser y lo que se perdió por el camino. Todos podemos estar en un momento dado melancólicos y podemos evocar una canción triste. Nos viene a la cabeza un fado y no es casualidad; los portugueses siempre han sido un pueblo de emigrantes y marineros. La palabra portuguesa *saudade*[10] expresa el anhelo nostálgico de algo o alguien que se perdió en la mar. Los emigrantes que pasaban largos periodos fuera de su país, aunque volvieran, todo había cambiado. Y esa añoranza ya no los abandonaría nunca. Pero esto sucedía también en los que se quedaban. Ese sentimiento difícil de expresar con palabras se identifica mejor con la música o la poesía. He aquí una de sus características: la dificultad de abarcar con una palabra un sentimiento tan profundo. Algunos pacientes son incapaces de hallar esa palabra. La sienten como algo físico, como un dolor, e intentan buscar un neologismo o un sinónimo imposible. Un fado tiene la poderosa particularidad de vivenciar esa emoción y evocar palabras como la melancolía.

---

10. La traducción más aproximada de *saudade* es nostalgia o añoranza. Es un sentimiento provocado por la distancia temporal o espacial a algo amado. El escritor portugués Manuel de Melo la definió en 1660 como «bem que se padece e mal de que se gosta» (bien que se padece y mal que se disfruta). BECEIRO LÓPEZ, G.: «Saudade y escritura en el Livro do desassossego. La vida lida de Pessoa», en VV. AA.: *Estética y religión: el discurso del cuerpo y los sentidos*, Barcelona, Montesinos, 1998.

Los tangos también fueron cantados en los arrabales de Buenos Aires precisamente por emigrados españoles que se dolían de la patria perdida y de los amores dejados, expresado con rabia y violencia. Fueron los negros de Nueva Orleans los que crearon el *blues*[11], y ellos saben como nadie de la pérdida: de país, de libertad y de dignidad. Podemos dolernos de una pérdida localizada, más concreta, pero cuando nos dolemos de forma más generalizada, algo de nuestro ser se va también con lo perdido.

Antes de hacer sesudas y pedantes abstracciones sobre los conceptos y palabras importantes de lo humano, es conveniente, preguntar a los pacientes y a la gente de nuestro alrededor no versada en nuestra profesión, qué es lo que entienden por esas palabras. Hice esa pregunta —¿qué significa para ellos la melancolía?— y me sorprendió lo cerca que se encontraban de la esencia de lo que entendemos por melancolía los, a veces, arrogantes profesionales. Dos palabras y una sensación se repetían con mucha frecuencia: nostalgia, pasado (en el sentido de lo que ya no volverá, es decir, lo perdido), y la sensación de algo positivo, algo no necesariamente doloroso, lo que me lleva a sospechar que la melancolía está todavía arraigada a cierto romanticismo, a un pasado alegre, al aroma del otoño, a la lluvia, a algo positivo o creativo[12]. En contraposición a este significado,

---

11. Cantar la tristeza, es uno de los actos humanos más creadores que existen, además de contar con imágenes o con la escritura el afecto doloroso consustancial a lo humano. Al escuchar un fado o un *blues*, si cerramos los ojos, sentimos en la carne la melancolía en un grado exacto y podemos vislumbrar algo de este concepto.

12. Volviendo a lo anterior, lo melancólico es sentido, no pensado, y las posibles representaciones que nos viene a la cabeza son canciones, escenas, olores...

es interesante pensar lo que nos evoca la palabra depresión, con aspectos siempre negativos e improductivos, cercanos al cansancio, pereza, vagancia. Es obvio que la gente no piensa en la melancolía como un trastorno o una enfermedad. Porque la condición humana puede estar melancólica un rato, para luego retomar su vida como siempre. En cierta medida poder desembarazarse del recuerdo y de lo perdido, para luego volver de vez en cuando, hace que la melancolía conserve una concepción positiva y vital en la gente. Lo dramático del melancólico, en la clínica, es que no se puede despegar nunca de la nostalgia y del pasado que arrastra al melancólico a la estasis permanente, pegado al recuerdo y a la sensación del «y si yo hubiera hecho, sido o elegido esto...», incapaz de renunciar a nada por tenerlo todo. La palabra melancolía pertenece desde hace mucho tiempo al acervo cultural y popular.

Sin embargo, la tristeza también lleva en su definición los aspectos negativos de ésta. Del latín *tristitia,* se define según la RAE como: «aflicción que denota pesadumbre o melancolía». Y el adjetivo triste: «de carácter o genio melancólico. Funesto, deplorable. Doloroso, enojoso, difícil de soportar. Insignificante, insuficiente, ineficaz»[13]. La tristeza remite a la melancolía y ésta a su vez a la tristeza, así que, tomadas como equivalentes o sinónimas, es difícil diferenciarlas. La definición de triste denota rasgos negativos, incluso despectivos. La sutil diferencia, para mí importante, es que triste es la adjetivación de tristeza, y quien lleva ese adjetivo, se deja teñir por él y denota debilidad y pasividad.

---

13. RAE: *Diccionario de la lengua española*, 22.ª ed., 2001, p. 2232.

A lo largo de la historia, el afecto triste nunca reportó nada productivo y había que sobreponerse a él. Quien se dejara llevar por la tristeza era tildado de cobarde, débil y endeble. En la clínica, los sujetos melancólicos desarrollan diversos mecanismos compensatorios, suplencias y actividades que luchan por la inactividad mortal del triste. No debemos perder de vista que, si medicamos cualquier tipo de tristeza, obturamos estas soluciones y podemos crear hombres perezosos e irresponsables.

Uso histórico

Según la RAE, melancolía significa «tristeza vaga, profunda, sosegada y permanente, nacida de causas físicas o morales, que hace que no encuentre quien la padece gusto ni diversión en nada. Del griego bilis negra»[14].

La bilis negra o *atrabilis* era uno de los cuatro humores (sangre, flema, bilis amarilla y negra) que constituían a su vez cuatro temperamentos: sanguíneo, flemático, colérico y melancólico[15]. La bilis se segregaba en el aparato digestivo y era importante para los procesos digestivos. La bilis negra causaba un temperamento melancólico y predisponía a la tristeza, pero también a la cólera y a la locura. Se perdía la eutimia, es decir, el equilibrio: «La cantidad de melancolía debe ser —respecto a la de los demás humores— la más reducida

---

14. *Ídem*, p. 1480. Esta definición no denota aspectos tan negativos. Quizá porque el concepto conserva su aire antiguo y romántico.

15. Hipócrates describió estos cuatro temperamentos, pero también Galeno heredó esta concepción humoral de la enfermedad que perduró durante mucho tiempo en la historia.

para mantener un perfecto equilibrio en la sangre»[16]. Fue el médico Hipócrates de Cos quién utilizó por vez primera el término melancolía en el *Corpus hippocraticum*, y lo relacionó con ciertas enfermedades y una predisposición a padecer determinados cuadros. Es reseñable la importancia que se dio ya en esa época a la psique, al describir los distintos temperamentos que definían la medida y la forma de ser, de dirigirse por la vida y relacionarse con los demás. Ya hay aquí un germen de *typus melancholicus*.

Los griegos tenían una explicación natural de la enfermedad y oponían dos series de contrarios: por un lado lo frío, húmedo y corruptible; y por otro, lo cálido, seco e incorruptible. Estas cualidades eran tomadas de los cuatro elementos naturales que conformaban la vida: el aire, el agua, la tierra y el fuego[17]. Relacionaban estos elementos con las cuatro estaciones del año. Estudiaban estos humores y sus desechos para establecer el predominio del humor en cada paciente y la predisposición a ciertas enfermedades tanto físicas como psíquicas. Según qué alimentos y el procesamiento de éstos en el organismo, se generaban unos u otros humores en una proporción distinta.

Timothy Bright, recoge toda la tradición griega y medieval, dice:

...la melancolía natural es la parte más burda de la sangre

16. BRIGHT, T.: *Treatise on Melancholy* (1586). Trad. *Un tratado de melancolía*, Madrid, AEN, 2004, p. 30.

17. Fue Empédocles de Agrigento (495-444 a.C.), filósofo de la Grecia clásica, quien postuló y articuló la teoría de los cuatro elementos en constante movimiento que se mezclaban y desmezclaban continuamente para componer la naturaleza.

CONCEPTO

destinada a nutrir el cuerpo. Si su abundancia o temperatura resultan excesivas dará origen a ciertos vapores que, al ascender al cerebro, oscurecerán el entendimiento. También puede ser un residuo destinado a expulsarse del cuerpo, pero si se corrompe y degenera antes de tiempo entonces todas las pasiones se harán más vehementes, y abrumarán de manera tan violenta la tranquila sede de la mente, que el conjunto de sus funciones orgánicas aparecerán mancillado por la locura melancólica [...] el residuo melancólico se forma a partir del jugo melancólico que el bazo extrae del hígado y se expulsa como mero desecho. Esta parte es, de todo el cuerpo, la más tosca y la más ingrata a la vista: su color es negro y tiene un gusto repugnante. Expone con claridad ese deseo de la naturaleza consistente en aspirar a lo que más se le asemeja, pues, de hecho, el bazo se sustenta con este sedimento fangoso que otros órganos rechazarían si se lo ofrecieran[18].

Esta forma de describir el humor y residuo melancólico coincide con la teoría humoral que perduró hasta el siglo XVII, cuando apareció la teoría nerviosa para explicar los procesos mentales.

La primera analogía interesante que nos llama la atención es la descripción del humor melancólico: residuo, repugnante, tosco, desecho, excremento... Estas palabras nos evocan la posición en la que se colocan muchas veces los pacientes melancólicos; insignificantes, repugnantes y merecedores de los castigos más crueles. Una paciente acudió a mi consulta con síntomas autorreferenciales: se sentía objeto de burla y

---

18. BRIGHT, T.: *op. cit.*, p. 15.

cada vez que escuchaba una risa se sentía aludida. Le parecía escuchar la palabra cucaracha cada vez que la gente se reía. Este lugar de desecho puede ser utilizado como una defensa frente a no ocupar ningún lugar (en el deseo del Otro) y evitar en algunos casos la autolisis.

Otra lectura destacable es la ubicación del humor melancólico en los órganos digestivos y la función que desempeña en estos procesos. Podemos hacer una analogía con la oralidad y la analidad que Abraham destacó en su obra. También observamos en la clínica que los pacientes presentan con mucha frecuencia síntomas relacionados con estos procesos: estreñimiento, retención, falta total de apetito o hiperorexia. La incorporación de algunos alimentos que predisponen a la melancolía, muy estudiados en la época griega, era uno de los factores causales de ésta...

...el repollo, la remolacha y la berza son los únicos vegetales que producen jugo melancólico [...] respecto a los cereales el trigo empapado es un alimento tosco [...] en los órganos de los animales el bazo es totalmente melancólico, así como los riñones, el corazón y los órganos sexuales...también se debe evitar el cerdo, el buey, el venado y el jabalí[...] si los alimentos son muy viejos o se han conservado durante mucho tiempo o están demasiado salados o se cocinen en exceso. Así como la cerveza y el vino joven están totalmente proscrito[19].

Es decir, los alimentos que nos prohibiría cualquier médico para prevenir problemas de salud. Podría considerarse una

---

19. *Ídem*, pp. 31-34.

metáfora de la teoría kleiniana: ese «pecho malo» nutricio que produce insatisfacción, frustración y enfermedad.

A partir del siglo XVIII, de forma paulatina se produce la defenestración de la palabra melancolía —tan ampliamente utilizada durante siglos— a favor de la palabra depresión, término mucho más amplio, impreciso y abarcador, ya que bajo este término se puede englobar tanto la tristeza normal como la melancolía más grave.

Fue sir Richard Blackmore[20], médico de Guillermo III de Inglaterra, quién rebautizó la palabra depresión[21] en el año 1725. Melancolía y depresión se utilizaron alternativamente hasta que la melancolía perdió fuerza de forma progresiva. Es curioso pensar que la depresión se impusiera, a medida que también se imponía en el mundo el modelo capitalista anglosajón. Es interesante la reflexión que Darian Leader hace en la introducción de *La moda negra. Duelo, melancolía y depresión*. La palabra depresión se adapta a la perfección al modelo capitalista y mercantilista de nuestra sociedad. Como si la depresión pudiera usarse tanto para describir un sentimiento profundamente humano, como para medir en la tabla de la bolsa los vaivenes del valor económico de tal o cual empresa. El modelo capitalista exige un prototipo de ser humano productor, dinámico, de ritmo frenético y en apariencia feliz, que consume los bienes que el propio sistema produce, en una rueda sin fin y sin tiempo para parar. Y es la depresión —tal como dice Leader—, el síntoma del enfermo,

---

20. El médico y poeta inglés era firme defensor de las teorías de Sydenham y rechazaba la teoría humoral vigente durante tantos siglos.

21. El término proviene del latín *depressio* que significa hundimiento, que procede del prefijo *de* que indica decaimiento y del verbo *premere* que significa presionar; presionar de arriba abajo.

junto con otra serie de enfermedades a añadir: cardiopatías, obesidad, hipercolesterolemia, diabetes, etc. Estos síntomas depresivos tienen un sentido de rebelión ante un sistema que no respeta las peculiaridades de cada individuo, no dice lo que no puede ofrecer, acapara cualquier cosa en su férreo sistema de compra-venta y borra por completo la subjetividad. La depresión se ha convertido en un síntoma transclínico que puede aparecer en cualquier estructura y en realidad dice poco acerca del sujeto y del sufrimiento singular de éste. Pudiera tratarse más de un fenómeno social que de un fenómeno clínico. En la sociedad capitalista, la depresión se ha convertido en el síntoma de una sociedad de consumo empachada de objetos que satisfacen de manera fugaz y que se ofertan para llenar vacíos, a cambio de hacer caer al deseo, ya que todo lo que se anhela se puede comprar y ya está dado por el sistema. Desaparece así la posibilidad de la ausencia y el individuo se siente infeliz por no poder ser feliz a pesar de tener todo. Este hecho sí conecta con la melancólica y la ilusoria omnipotencia que ofrece el capitalismo, y es cuando no se alcanza esta imposibilidad imaginaria, cuando aparece el superyó que culpa y maltrata al ser por impotente. Al que fracasa se le trata como a un desecho, pero son los aparentes triunfadores los que se convierten en los verdaderos esclavos del sistema. Se sienten muy fuertes en él si les nombran jefe de algo y les regalan un ordenador y un coche para hinchar su frágil narcisismo.

La clínica debería echar mano de palabras más precisas y bellas que la depresión, como son las palabras tristeza o melancolía. Así, el trastorno depresivo mayor expresa lo que quiere medir el sistema: la cantidad, sin ocuparse de la calidad ni la cualidad. En el DSM V, de origen anglosajón, se codifican los rasgos melancólicos[22] de manera básicamente descriptiva, aunque apunta a una cualidad distinta a otro tipo de depresión. Así el término melancolía es rescatado —para sonrojo de la psiquiatría— por el psicoanálisis, si bien es cierto que una parte de esta psiquiatría oficial aún utiliza este término. Vallejo Ruiloba, en su libro *Melancolía*[23], intenta recuperar la palabra. Hay que reconocer el esfuerzo, aunque sus postulados sean radicalmente biologicistas.

Uso clínico

Denominar depresión melancólica/endógena a los cuadros con esa cualidad específica de tristeza crónica, fásica o episódica, quizá sea una forma de recuperar el lugar que merece la entidad. Otros términos que se pueden integrar dentro de la depresión melancólica se escuchan con frecuencia en la labor clínica: depresión psicótica, delirante, catatónica, inhibida... son términos descriptivos que apuntan a la clínica del melancólico.

Tampoco, como era de esperar, hay hueco en las clasificaciones actuales para el diagnóstico de estructura o personalidad depresiva o melancólica. Este tipo de estructura predispone a padecer fases depresivas recurrentes. Pero, también puede ocurrir que un melancólico nunca se llegue

---

22. APA: *Manual diagnóstico y estadístico de los trastornos mentales DSM V, Breviario*, Madrid, Editorial Médica Panamericana, 2014, p. 121.
23. VALLEJO RUILOBA, J.: *Melancolía, Un tipo básico de depresión*, Madrid, Editorial Médica Panamericana, 2012.

a deprimir porque esa estructura le ha defendido o ha desarrollado otros síntomas distintos tales como un delirio, un síntoma psicosomático u obsesivo.

Desde un punto de vista clínico, la depresión endógena o melancólica engloba un cuadro de cualidad distinta a otros tipos de tristeza y depresión. Se considera una psicosis, y a mi modo de ver, también abarcaría a la psicosis maníaco-depresiva (actual trastorno bipolar) y otros cuadros en apariencia más leves, pero con la misma cualidad de tristeza. El empeño de la psiquiatría actual y oficial (la del Imperio anglosajón y del mercado) de clasificar en sus guías de referencia (DSM), separa de forma artificial los trastornos, como si los periodos depresivos de los bipolares fueran distintos a los periodos depresivos de la melancolía. Dicho de otro modo, cuando un loco se deprime, siempre se melancoliza, porque la melancolía es la tristeza del loco. Esta visión defiende la tesis de la psicosis unitaria de Griesinger, y en España, la obra de Bartolomé Llopis[24] sobre la psicosis única, a la que algunos profesionales se afilian. El paradigma de esta teoría sobre la psicosis, dentro de los cuadros afectivos, puede revelarse en

----

24. Bartolomé Llopis (1905-1966) fue psiquiatra y al principio un apasionado hipnotizador. Se desencantó pronto de la hipnosis y en 1929 contactó con Lafora y Sacristán en el Hospital Provincial de Madrid, a los que consideró sus grandes maestros. La psiquiatría alemana era su fuente de inspiración y en 1954 escribe *La psicosis única* y lo que él denominó «síndrome axil común a todas las psicosis». En 1934 era afiliado a Izquierda Republicana, pero en la guerra civil salvó la vida a varios franquistas. En la posguerra, le devolvieron el favor y no sufrió un destino excesivamente malo, aunque vivió como tantos otros el exilio interior pasando pobreza y hambre, hasta que en 1944 pudo volver a trabajar como psiquiatra en el Hospital Provincial que en ese momento dirigía Juan José López Ibor. En 1950 Lafora vuelve del exilio y en 1954 se vuelve a editar *Los archivos de neurobiología*, donde Llopis publica su trabajo sobre la psicosis única. *Cf.* B. LLOPIS, *La psicosis única*, Madrid, Triacastela, 2003, pp. 13-18.

el artificial diagnóstico de trastorno esquizoafectivo, donde un mismo paciente, de forma evolutiva, presenta episodios con síntomas esquizofrénicos puros, seguidos de periodos con síntomas maníacos, melancólicos o todos los síntomas a la vez. Estos pacientes se observan a veces en la clínica y parece que hacemos oídos sordos e inventamos otro diagnóstico descriptivo a la medida de nuestra estrechez de miras. Dentro de poco surgirá el trastorno por llanto para que cualquier sentimiento no escape al afán clasificador.

Si hubiera que hacer una fotografía breve y descriptiva de la melancolía, siempre desde el punto de vista clínico, sería la siguiente: episodios de tristeza profunda y/o desvitalización de carácter prolongado, recurrente y periódico, que presenta como síntomas paradigmáticos (no aparecen todos siempre) una ralentización e inhibición generalizada de las funciones psíquicas y corporales, anhedonia intensa, falta de deseo y extraordinaria merma de la valía y significancia de uno mismo, expresado en pensamientos ruinosos, hipocondriacos y de culpa, autorreproche torturante y elevado riesgo suicida. Desde una visión más estructuralista, el tipo o carácter melancólico presenta unos rasgos muy parecidos a los obsesivos que evitan, en la medida de lo posible, las recaídas depresivas, e intentan permanecer en un registro temporo-espacial sin cambios, ya que el cambio implica una pérdida del estatus anterior a él. Los rasgos paradigmáticos de esta estructura es el afán de orden y la escrupulosidad moral[25].

El psicoanálisis analiza con profundidad la relación de la

---

25. Descritos de forma magnífica por Tellenbach en su obra *La melancolía. Visión histórica del problema..., op. cit.*

melancolía con la pérdida; el melancólico es incapaz de significarla y así regresa a una fijación o posición depresiva que no se superó en una fase muy temprana de la vida cuando se produjo/sintió el supuesto desamor. Por otra parte, el ser, la esencia del melancólico, alude de manera directa a la pulsión de muerte como bien se observa en los estados catatónicos más graves con toda rotundidad, si bien se intuye en los síntomas nucleares y menos graves de las fases clínicas. La renuncia a la vida, la identificación con la muerte y el desecho, el empequeñecimiento del yo y la inclusión dentro de las psicosis como paradigma de las patologías narcisistas, son elementos esenciales para entender el sentido de los síntomas melancólicos. Freud escribe su insuperable *Duelo y melancolía*[26] en 1915, poco después de escribir *Introducción al narcisismo* (1914), y abre la puerta a las patologías narcisistas, en contraposición a las neurosis. Es interesante pensar el influjo que pudo ejercer el texto *Introducción al narcisismo* sobre *Duelo y melancolía*. Considero que la melancolía es la patología narcisista por excelencia, y el ser melancólico se comió al objeto perdido hasta el punto de identificarse con él.

La tristeza del neurótico es la tristeza del duelo. Es una tristeza intrínseca al hombre, que toma conciencia así de la finitud, del tiempo y de su paso, de lo que se perdió en el pasado y no volverá jamás y de la muerte segura que nos aguarda... Pero todo ello reprimido durante la mayor

---

26. Como veremos en detalle más adelante, Freud sostiene que el autorreproche es el síntoma diferenciador del duelo y aparece en la melancolía con una intensidad fuera de lugar. Entrevemos aquí, utilizando el lenguaje lacaniano, el goce que procura el autorreproche, porque en realidad es una querella hacia el Otro, incorporado como objeto perdido en el yo del melancólico.

parte del tiempo. También en la melancolía hay pérdida y duelo, pero es el melancólico quién encarna con su ser esa pérdida. La melancolía alude al ser triste, a la encarnación de la tristeza en el ser, calado hasta los huesos. Sin embargo, en la clínica, la tristeza del melancólico tiene una cualidad especial: es la tristeza y el dolor del alma, la tristeza sin mediación ni castración, la tristeza del loco, del genio, la infinita e incuantificable. La tristeza melancólica remite a un vacío absoluto, quizá la esencia primera de la melancolía, y es la tristeza, afecto humanizador, la que envuelve este vacío infinito que engulle al ser.

La palabra melancolía, a pesar del abandono progresivo que ha experimentado, aún mantiene su vigor en algunos ámbitos y aunque su uso haya disminuido, encontramos en esa palabra una mezcla de misterio, romanticismo y belleza. Pero sobre todo algo inexplicable que tiene que ver con el ser triste que todos tenemos dentro y con la insondable pequeñez de nuestra existencia. El drama del melancólico quizá sea que esta frase es experimentada literal y realmente en su propio ser, sin la mediación de la castración. Lo real aflora sin barniz, como en otras psicosis y el vacío tiñe todo el ser hasta la médula. Por eso la tristeza del melancólico duele en la carne y no hay palabra o representación que anude el *quantum* de afecto desligado. Pulsión de muerte, en definitiva. Tristeza que se duele y pena de lo que nunca pudo perder y por tanto ganar, que es el objeto. Porque ni el objeto ni el yo se pudo investir de amor ni de vida. Se duele profundamente de no poder haber sentido ese amor en la etapa preedípica; no se puede perder lo que no se tuvo. El melancólico no va a poder tener una demanda de amor, pero sí pedir cuentas de manera cruel y vengativa, cuentas a él mismo y al Otro de manera indiferenciada, a través del autorreproche/reproche.

II

Historia

Antigüedad clásica. Grecia y Roma / Edad Media
(476-1453) / Edad Moderna (1453-1789) / Edad
Contemporánea (1789-1945)

Antigüedad clásica – Grecia y Roma

En los siglos VI-VII a.C. se produce el «milagro» griego con la aparición de las ciudades-estado, la democracia y el paso del mito al logos. Se cuestiona la visión mítica y las causas divinas/sobrenaturales que determinaban las conductas, las enfermedades y el devenir del hombre, y se comienzan a buscar los fundamentos de la realidad en el propio hombre, con una visión más antropocéntrica y racional. En un intento de atribuir una causa natural y material a las «enfermedades del alma», la incipiente medicina acogió a la locura en su seno, aunque fue la filosofía quién mejor explicó los fenómenos del alma.

En la cuna de la civilización occidental, Platón (427-347 a.C.) estableció la existencia de tres ánimas diferenciadas: la apetitiva, que acogía las necesidades y apetitos humanos; la afectiva, relacionada con las emociones, las percepciones y conocimiento concreto de las cosas; y la racional, que tenía a cargo las funciones más elevadas y abstractas [27].

La filosofía consideraba la inmaterialidad del alma, por lo que las enfermedades de la psique eran propiamente anímicas. Sin embargo, la tradición médica hipocrática consideró la locura como una enfermedad corporal incurable y crónica, concebida desde la teoría de los cuatro humores y relacionada de manera directa con la doctrina de los cuatro elementos del filósofo Empédocles (483-430 a.C.).

Tuvieron muy en cuenta como factores de cronificación la herencia y el temperamento/constitución, evidenciando una concepción fatalista de la medicina doblegada por el concepto de destino[28].

Hipócrates de Cos (460-377 a.C.) se refirió a las enfermedades melancólicas en uno de sus aforismos:

27. HUERTAS, R.: *La locura,* Madrid, CSIC, 2014, p. 15.
28. ÁLVAREZ, J. M.ª, ESTEBAN, R., SAUVAGNAT, F.: *Fundamentos de psicopatología psicoanalítica*, Parte I; Historia de la psicopatología, Madrid, Síntesis, 2004, pp. 37-38.

«cuando el miedo y la tristeza duran mucho tiempo, entonces se trata de melancolía»[29]. «La manía y la melancolía eran definidas como locuras crónicas sin fiebre que cursaban respectivamente con agitación y abatimiento»[30]. El exceso de bilis negra (fría y seca como la tierra)· era la causa, se asociaba al declinar de la madurez y al otoño. Los tratamientos eran eminentemente físicos y estaban dirigidos a provocar la catarsis del humor sobrante mediante dietas, sangrías, baños, eméticos y purgantes. En esa época aún no había una nosografía establecida, por lo que la melancolía se asimilaba como una enfermedad mental crónica y loco era sinónimo de melancólico.

Basado en modelos más filosóficos se sentaron las bases para una rudimentaria psicoterapia en la utilización de la palabra con fines terapéuticos.

Por un lado, la catarsis verbal persuasiva (platónica) que consistía en el empleo de la epodé, es decir, el uso sugestivo y eficaz de la palabra en tanto bello discurso, capaz de producir en el alma una ordenación armoniosa de los componentes de la vida anímica. Por otro lado, la catarsis verbal violenta (aristotélica) intentaba provocar mediante expresiones verbales bruscas y oportunas un estado de tensión emocional que permitiera evolucionar hacia el equilibrio anímico[31].

Aristóteles (384-322 a.C.) planteó en su *Problema XXX* el vínculo que une la melancolía con la sabiduría: «¿Por qué

29. *Ídem*, p. 40.
30. *Ibídem*.
31. HUERTAS, R.: *op. cit.,* p. 27.

todos los que han sobresalido en la filosofía, la política, la poesía o las artes eran manifiestamente melancólicos?[32]» Relacionó por primera vez los temperamentos melancólicos, si bien con un exceso de bilis negra, pero en equilibrio con la genialidad. Este vínculo se magnifica en distintos periodos históricos como en el Renacimiento y el Romanticismo, cuando la «moda» de la melancolía tiñe la sociedad de su época.

La escuela metódica rechazaba la teoría humoral y explicaba la constitución del cuerpo por un conjunto de átomos en movimiento que circulaban por una serie de conductos. Celio Aureliano creía que el origen de la melancolía se situaba en el estómago, así como la escuela neumática describió una melancolía de los hipocondrios o hipocondría, y relacionó la melancolía con el aparato digestivo.

Areteo de Capadocia (50-130 d.C.), uno de los clínicos más destacados de la época, definió a la melancolía como:

> ...la bilis negra, si se sitúa por encima del estómago y diafragma, forma la melancolía, envía vientos estruendosos hacia abajo y transforma el entendimiento. Por eso en tiempos anteriores se les llamaban personas melancólicas y flatulentas[33].

Pero quizás su contribución más importante fue relacionar la melancolía y la manía, y observar en un mismo paciente la alternancia de los dos estados.

Claudio Galeno (131-201 d.C.), principal figura médica de la época romana, recogió la doctrina humoral de los griegos.

32. ÁLVAREZ, J. M.ª, ESTEBAN, R., SAUVAGNAT, F.: *op. cit.*, p. 35.
33. Areteo de Capadocia, citado por R. HUERTAS, *op. cit.*, p. 21

Se tradujo la *mélaina kholé* griega al latín *atra bilis*. Insistió en la relación de la tristeza y el miedo en la melancolía.

Una mención especial merece, la relación que se estableció entre Saturno y la melancolía. La astrología[34] y la mitología explican la influencia de Saturno —Kronos para los griegos— sobre los hombres melancólicos e ingeniosos. Es llamativa la descripción de su influjo:

Saturno es un planeta maligno, frío y seco, nocturno y pesado, y por eso en las fábulas se le presenta viejo. Su círculo es el más alejado de la Tierra y a pesar de eso es el más nocivo para ésta. En cuanto al color, es lívido y pálido como el plomo, porque tiene dos cualidades mortíferas, a saber, la frialdad y la sequedad. De ahí, que el niño nacido o concebido bajo su dominio o muere o le caen en suerte las peores

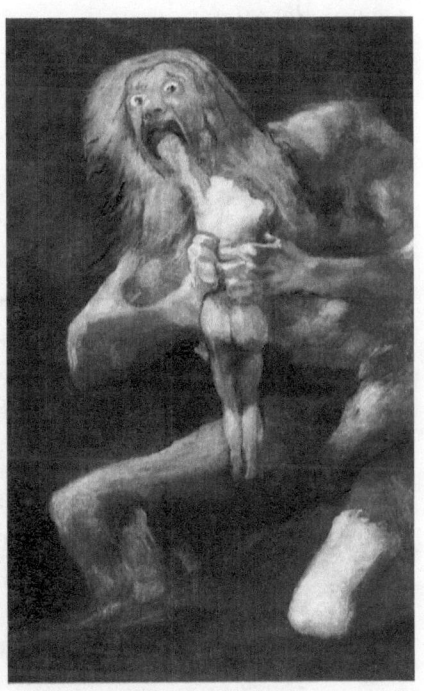

Saturno devorando a sus hijos,
(Goya, pinturas negras)

---

34. En Occidente, la astrología helenística, heredera de la grecoegipcia en Alejandría, fue marginada por el cristianismo, aunque luego recuperó su esplendor con el Renacimiento. Estudiaba el influjo de los astros sobre la Tierra y lo terrenal.

cualidades. Según Ptolomeo, en su libro de los astros, hace al hombre feo y atezado, malhechor, perezoso, pesado, triste, rara vez alegre y risueño[35].

En la mitología griega, Kronos castra a su padre Urano con una hoz. Kronos supo de Gea que iba a ser derrocado por uno de sus propios hijos, por lo que se los comía según nacían. Pero cuando nació Zeus, Rea lo escondió y luego éste derrotó a Kronos. La visión del dios Kronos/Saturno era muy ambivalente. Los griegos la asociaron al caos y a la destrucción y los romanos tuvieron una visión más benévola. Pero la característica que nos interesa de él es la descripción que hicieron los romanos como dios del tiempo y por tanto la relación con los calendarios, cosechas y estaciones. Además, su representación como un viejo encorvado con la hoz, nos señala su función de «corte» y final que viene a marcar esos límites temporales y por ende la finitud y la muerte. Interesante significado y su asociación a la melancolía. En la película *Melancolia*[36] está muy presente esta cuestión. El astro Melancolía impactará con la Tierra y hay una escena en la que Justine, enferma del mismo mal, se deja influir con gran goce por la proximidad del astro, y entra en una especie de éxtasis místico.

Edad Media (476–1453)

Durante esta amplia etapa de la historia sucede en Europa un hecho importantísimo que va a influir sobremanera

35. Bartolomeo Anglicus, citado por R. KLIBANSKY, *et al.*, *Saturno y la melancolía*, Madrid. Alianza, 1991, p. 191.
36. L. VON TRIER, *Melancolía*, película, 2011.

tanto en la mentalidad de las gentes como en la cultura y, por lo tanto, en las ideas acerca de la enfermedad y de la locura: fue la llegada y la imposición del cristianismo como religión oficial. El gran poder que ejerció durante esta etapa más bien oscurantista hizo concebir a los locos como endemoniados y herejes. La Inquisición se fundó en 1199 y se destacó por la persecución salvaje de todo tipo de personas disidentes de la «norma», fuera esta religiosa, social o política. Varios factores sirvieron de caldo de cultivo para la caza de brujas: la mezcla de miedo y superstición y la manipulación de los poderes eclesiásticos y la nobleza. Pero también la epidemia de peste negra que sembró la muerte en toda Europa y diezmó la población. En el medievo se continuó con la teoría humoral a la que se añadió las creencias y supersticiones cristianas. Una ola de posesiones demoniacas asoló Europa.

La licantropía —supongo que un delirio de moda en esa época— fue asociada a la melancolía, al igual que uno de los pecados capitales promulgados por el cristianismo: la *acedia* o *Taedium Cordis*, apatía y desidia monacal, considerado uno de los demonios del hombre y uno de los vicios de los monjes junto a la gula. Decía David de Habsburgo (1200-1272):

Vicio de la acedía: cierta amargura de la mente que no se alegra con nada [...] Se alimenta de hastío y abomina de la compañía humana [...] Produce inclinación a la desesperación, huraña y desconfianza, y a veces conduce al suicidio [...] Tal tristeza sale a veces de posponer algún deseo o se frustra, y otras veces de la abundancia de humores melancólicos, en cuyo caso compete al médico más que al sacerdote el prescribir el remedio[37].

Es interesante resaltar este concepto distinto a la tristeza que se relaciona con una actitud, un dejarse llevar, en contraposición con el trabajo que supone oponerse a ella a través de la acción o creación que el melancólico puede llevar a cabo para no caer en el aburrimiento y el tedio. En esta época hay un sentido negativo, pecaminoso y moralizante respecto a la melancolía como cuadro más emblemático durante muchos siglos.

Esta mezcla de creencia y teoría humoral se observa bien en esta sentencia de la abadesa, mística, escritora y poeta Hildegard von Bingen (1154-1163):

> ...en el momento en que Adán desobedeció el precepto divino, se coaguló la melancolía en su sangre [...] sus ojos que habían contemplado la gloria celestial se apagaron, su bilis se tornó en amargura... hace ebullir como por las venas hacia el cerebro y el corazón...esta melancolía es natural en todo hombre por la primera tentación del diablo[38].

Es importante reseñar el vínculo del pecado original con la culpa judeocristiana y el posterior castigo con la muerte o una enfermedad. Cuestión muy destacada en la melancolía por el autorreproche torturante y repetitivo, fruto de una

37. DE HABSBURGO, D: «Formula novitiorum. De interioris hominisr eformatione», en LA BIGNE, MARGUERIN DE (ed.): *Sacra biblioteca sanctorum Patrum*, apud Michalelem Sonnium, París, 1576, p. 893.
38. Hildegard von Bingen, citada por R. HUERTAS, *op. cit.,* p. 36.

deuda impagable que alguien reclama. Aunque revestido de la lógica culpa judeocristiana y con otro sentido diferente al psicoanalítico, nos evoca con bastante precisión una de las peculiaridades clínicas de la melancolía.

Constantino el Africano (1020-1087), médico de la Escuela de Salerno, diferenció dos tipos de melancolía: la melancolía del cuerpo: «los efluvios de la bilis negra suben al cerebro, oscurecen la luz, la perturban e impiden que comprenda lo que solía comprender», y la melancolía del alma, «la padecen los religiosos, los estudiosos y los que perdieron sus cosas amadas»[39].

No debemos dejar pasar por alto esta última frase y el vínculo que hace con la pérdida.

Edad Moderna (1453–1789)

En el Renacimiento, el antropocentrismo sustituye al teocentrismo del Medievo. Aunque se mantienen muchas de las creencias y costumbres arraigadas a lo largo de los siglos, un soplo de aire fresco se insufla en esos tiempos. La melancolía va a cambiar de estatus y va a adquirir un sentido más positivo al ligar su padecimiento a la genialidad, el arte, la música y la literatura. Al que padece este mal se le va a otorgar el don de la creatividad y características muy especiales para diferenciarse del resto de los mortales, siempre y cuando sepa aprovecharlo y no se mantenga «ocioso».

Fruto de ese interés, en 1586 se publica en inglés el primer

---

39. CONSTANTINO EL AFRICANO: *De melancolía*, Pagés Larraya, F., Acta, suplemento 1, Buenos Aires, 1992.

tratado sobre la melancolía en ese idioma: *A Treatise of Melancholie*[40] de Timothy Bright (1551-1615) que va a inspirar las tragedias de Shakespeare, quien se familiarizó con cuestiones psíquicas a través de este libro. Bright diferencia dos tipos de melancolía: la de causas naturales y la de origen religioso por miedo a lo divino. Esta doble tristeza se explica porque Bright era médico, pero también un activo protestante.

En 1610 aparece *De la maladie de l'amour, ou mélancholie érotique*[41] de Jacques Ferrand (1575-?), médico francés. El tratado sufre condena eclesiástica y se reedita en 1623. Escribe Ferrand:

> ...las opuestas y enojosas agitaciones que atormentan al alma de un amante cuando ama con pasión, son causa de más males para los hombres que cualquier otra pasión del espíritu [...] la ira es útil para vagos, taciturnos, perezosos, aburridos y pálidos; el temor sirve a los locos, frenéticos, temerarios y maníacos. La tristeza a reidores y locos [...] pero el amor no parece ser provechoso para nadie, ya que está compuesto por movimientos contrarios; alegría y tristeza, esperanza y desesperación, amistad y odio o celos-odio y amor. Tal vez preguntes por qué lo hago. No lo sé, pero siento que es así y sufro. Añadiré que el Amor es el principio y origen de todos los trastornos del alma, pues si deseamos gozar de lo que nos agrada, lo llamamos avidez o concupiscencia; si no podemos gozar de ello es dolor y desesperación; si gozamos de la cosa

---

40. BRIGHT, T.: *op. cit.*
41. FERRAND, J.: (1623) *De la maladie de l'amour, ou mélancholie érotique.* Trad. *Melancolía erótica o enfermedad de amor,* Madrid, AEN, 1996.

deseada es considerado placer y voluptuosidad; si podemos
creer alcanzarlo es esperanza, y si creemos perderlo el todo, o
en parte, son celos... A causa de estas perturbaciones la sangre
se vuelve seca, terrestre y melancólica[42].

Llama mucho la atención la ambivalencia y la hostilidad que
provoca el amor en el autor y el nexo que podemos establecer
con las propuestas psicoanalíticas kleinianas sobre el odio, la
ambivalencia y la dicotomía pecho bueno-pecho malo.

Sin embargo, el gran tratado de melancolía aparece en
1621 de la mano de Robert Burton (1577-1640): *The
Anatomy of Melancholy*[43]. Burton recibe una severa
educación eclesiástica y se hace bibliotecario en el Christ
Church College de Oxford. Reconocido hombre de letras,
bibliófilo y conocedor extraordinario de la melancolía, el
autor recoge ampliamente la tradición griega, medieval
y actual sobre el concepto. Divide la obra en tres partes.
Define la melancolía e intenta poner en común a la mayoría
de los autores que la definieron como: «un tipo de locura
sin fiebre, que tiene como compañeros comunes al temor
y a la tristeza, sin ninguna razón aparente»[44]. En la parte
primera, segunda sección (páginas 183 a 364), el autor recoge
las causas de la melancolía: los astros, la vejez, los padres por
medio de la reproducción, la mala dieta, los malos aires, la
retención y evacuación, las pasiones y sobre todo la ira, el
estudio excesivo, las pérdidas de familiares y amigos y a Dios.

---

42. FERRAND, J.: *op. cit.*, p. 24.
43. BURTON, R.: *The Anatomy of Melancholy* (1621), Trad. *Anatomía de la
melancolía I,* Madrid, AEN, 2.ª ed., 2003.
44. BURTON, R.: *op. cit.*, p. 172.

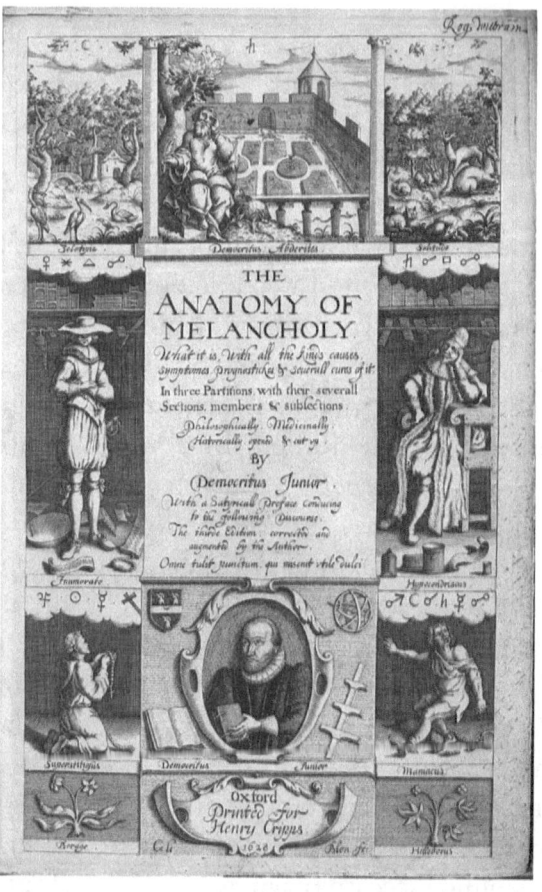

Diferencia la melancolía de la cabeza y la de los hipocondrios o flatulenta. La segunda parte se titula «La curación de la melancolía», donde plantea diversos medios como la dieta, rectificación de la retención/evacuación, medicamentos purgantes, hierbas, sangrías... Pero también tienen un lugar destacado los remedios «psicoterapéuticos»; su máxima era: «nada de estar ociosos ni solitarios». Puso mucho énfasis a la compañía y a confesar la aflicción a alguien. Es sabido que uno de los más poderosos mecanismos de defensa del melancólico es la actividad, al ocupar casi todo su tiempo y espacio vital. Es en periodos de inactividad o cambios de actividad cuando se produce la fase depresiva.

En el siglo XVII, y gracias a la influencia racionalista de Descartes (1596-1650), surgen dos corrientes: la iatrofísica, que considera al cuerpo como una máquina regida por leyes mecánicas e hidráulicas, y la iatroquímica, que considera las funciones vitales como productos de transformación de orden químico y la fuerza vital como principio animador[45]. Thomas Willis (1622-1675), anatomista y iatroquímico, fue el autor que produjo un cambio de inflexión en la localización de las causas de la locura y de la melancolía, propuso su asiento en el cerebro y sistema nervioso y abandonó así la teoría humoral dominante hasta la fecha.

La consolidación del término «enfermedad nerviosa» se hace patente a lo largo del siglo XVIII y a finales de ese siglo, William Cullen (1710-1790) acuña el término de «neurosis» para referirse a las afecciones generales del sistema nervioso. La locura se irá convirtiendo así en enfermedad.

Edad Contemporánea (1789–1945)

Con la revolución francesa (1789) se inicia un cambio de ideales que pone fin al absolutismo de las monarquías imperantes en Europa. Durante estos siglos asistimos al

---

45. ÁLVAREZ, J. M.ª, ESTEBAN, R., SAUVAGNAT, F.: *op. cit.* p. 58.

nacimiento de la psiquiatría con la escuela francesa y alemana como hegemónicas y rivales.

Escuela francesa

Los ideales de igualdad, libertad y fraternidad también llegan a la visión y tratamiento de la locura de la mano de Philippe Pinel (1745-1826). La humanización y el tratamiento moral de la locura se inaugura con el simbólico acto de Pinel de quitar las cadenas a un loco en el hospital de La Salpêtrière.

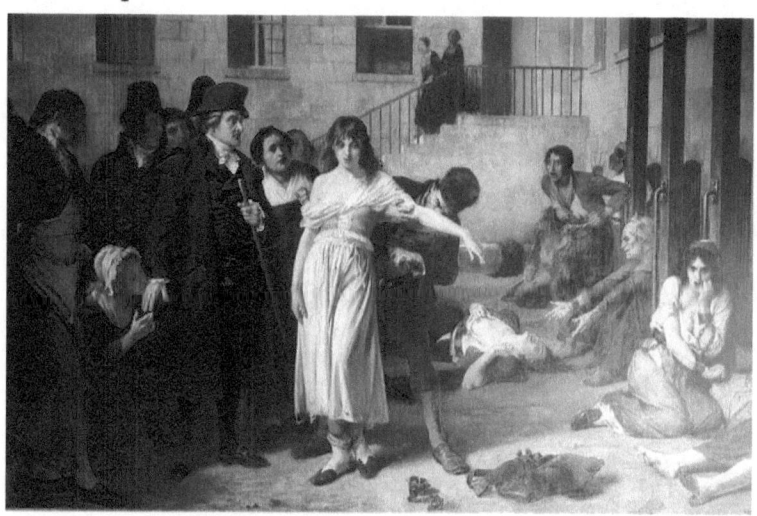

Pinel desatando las cadenas, Robert Fleury, 1795.

Este alienista traza las líneas de la psicopatología que heredamos en la actualidad. Divide a las neurosis en vesanias o enajenaciones no febriles, que se dividen en melancolía (delirio parcial circunscrito a un objeto que absorbe todas las facultades), hipocondría, manía e histerismo. Además se encuentran la demencia (debilitamiento intelectual generalizado) y el idiotismo (abolición total del entendimiento)[46].

Cambia el término de loco (fou en francés) por el de alienado (extranjero de sí mismo), que no obstante conserva un núcleo inalienable de humanidad, gracias al cual podrá establecer algún tipo de relación transferencial que permitirá desarrollar el tratamiento y lo más importante: le hace conservar su calidad de ciudadano sujeto de derechos[47].

Su discípulo Jean-Etienne Esquirol (1772- 1840), cambia el término melancolía por el de lipemanía, a la que define como «una enfermedad cerebral de carácter hereditario caracterizada por un delirio parcial crónico, y sostenido por el predominio de una pasión triste, debilitante y opresiva»[48]. Defiende su teoría de las pasiones como la causa más común de la alienación y establece una analogía entre cada pasión y su alienación correspondiente (pasión triste con la lipemanía o melancolía)

Otra de las figuras destacadas por su noción de enfermedad mental y la importancia de la evolución de ésta como criterio diagnóstico esencial, es Jean-Pierre Falret (1794- 1870). Escribe:

---

46. *Ídem*, p. 68.

47. HUERTAS, R.: *op. cit.*, p. 70.

48. ESQUIROL, J-E.: *Memorias sobre la locura y sus variedades,* Madrid, DORSA, 1991, pp. 205 y ss.

...la idea de un curso determinado de la afección nos hace pensar en la idea de un curso posible de prever y así diagnosticar una especie natural de enfermedad que tiene una evolución especial [...] la evolución sucesiva y regular del estado maníaco, el estado melancólico y de un intervalo lúcido más o menos prolongado[49].

Así describió Falret la locura circular (futura psicosis maníaco-depresiva) y sentó las bases de la nosografía y nosología. Otro aporte esencial fue la separación entre los síntomas básicos (o nucleares) y los síntomas de superficie (más fácilmente observables como el delirio). Su rival y coetáneo, Jules Baillager, describió la locura a doble forma, nombre distinto a la misma afección que Falret definió.

Escuela alemana

Wilhelm Griesinger (1817-1868), médico y neurólogo alemán, defiende el modelo unitario de psicosis como un proceso único de una misma enfermedad: «comienza con alteraciones afectivas (manía o melancolía) y de no curar, el yo conformaría un delirio sistematizado, para concluir en la demencia»[50]. Proponía que los trastornos del humor precedían siempre a los trastornos de la razón. Contempla también las causas psíquicas, como la influencia de la familia en la temprana infancia y la historia subjetiva. Por este

---

49. ÁLVAREZ, J. M.ª, ESTEBAN, R., SAUVAGNAT, F.: *op. cit.*, p. 72, citando a Falret (1864).
50. *Ídem*, p. 76, citando a Griesinger.

motivo su obra[51] fue una de las más estudiadas por Sigmund Freud. Su influencia hace que la hegemonía alemana se imponga a la francesa.

Pero fue Emil Kraepelin (1856-1926) quien dedicó su vida a clasificar y diferenciar las enfermedades mentales sin que hasta la fecha se haya superado su nosografía[52], al menos en lo que respecta a las psicosis. Tomó como referencia la evolución de los trastornos y su terminación y así estableció, dentro de las psicosis endógenas, la diferencia entre psicosis maníaco-depresiva, la demencia precoz (después llamada esquizofrenia por Eugen Bleuler) y la paranoia; paradigma del modelo categorial que separa entidades y contrario al modelo dimensional que establece un *continuum* entre salud y enfermedad. Dentro de la locura maníaco-depresiva engloba a la locura circular, a la manía y a la melancolía, con múltiples variedades y combinaciones y formas mixtas, pero que tiene la singularidad de evolucionar en fases de forma periódica o cíclica y en las fases intercrisis permanecer en muchos casos «asintomáticos».

Cabe destacar la figura de Karl Jaspers (1883-1969) como representante más destacado de la fenomenología. Intentó descubrir qué y cómo experimentaban y vivenciaban las personas su enfermedad mental a través de la intuición y la empatía del clínico[53]. Diferencia dos tipos de trastornos:

51. En 1845 escribe *Patología y terapéutica de las enfermedades psíquicas,* obra de gran relevancia para el devenir de la psiquiatría.

52. La influencia de su clasificación perdura hasta nuestros días, aunque con nombres distintos, en DSM; la parcelación de la locura en esquizofrenia (demencia precoz), trastorno bipolar (psicosis maníaco-depresiva) y trastorno delirante (paranoia), mantiene la nosografía kraepeliniana.

53. El llamado por la fenomenología en esa época «diagnóstico atmosférico»,

aquellos cuyo desarrollo es comprensible a nivel psicológico a partir de la biografía y los eventos vividos, y los procesos que no se comprenden e introducen una ruptura con el acontecer vital, es decir, un cambio psíquico totalmente nuevo. Las psicosis endógenas como la esquizofrenia y la melancolía estarían ubicadas dentro de esta ruptura con el devenir vital.

También es obligado citar a Henry Ey (1900-1977), médico jefe del hospital psiquiátrico de Bonneval en Francia y el desarrollo de su teoría órgano-dinámica, en la que defiende la organización jerárquica de la mente:

> Hay un nivel superior que controla e inhibe al nivel inferior. Si estos niveles superiores se desestructuran, aparecen los desordenes negativos (por el nivel superior que no funciona) y se liberan los niveles inferiores que se hacen autónomos y producen los síntomas positivos[54].

A partir de 1945

Además del movimiento psicoanalítico, del que haremos un análisis más pormenorizado en su interés por la melancolía, suceden dos hitos muy importantes que revolucionan la psiquiatría: uno es el movimiento antipsiquiátrico que nace al abrigo de los movimientos sociales contestatarios de los años sesenta, y el otro es el nacimiento de la psicofarmacología en la década de los cincuenta. Bien podríamos llamar a esta

---

describe los fenómenos tal como son vividos y sufridos por el paciente, y luego transmitidos al clínico (tal como son dados)

54. ÁLVAREZ, J. M.ª, ESTEBAN, R., SAUVAGNAT, F.: *op. cit.*, p. 110.

época (que incluye la actualidad), la era de la depresión, la era del Prozac.

Ronald Laing (1927-1989), psiquiatra inglés influido por Sartre y Husserl, rechazó los diagnósticos psiquiátricos y explicó la locura como la consecuencia de los desajustes sociales que provocan la alienación del individuo. También Bateson y la escuela de Palo Alto son representantes de este movimiento antipsiquiátrico, así como Franco Basaglia en Italia. Este movimiento tuvo mucha influencia en Europa y se ocupó de la desinstitucionalización de los locos y su inserción en la comunidad, conocida como la «reforma psiquiátrica»[55].

Los ideales de este movimiento coincidieron con el descubrimiento de los psicofármacos que aliviaron y controlaron los síntomas más disruptivos de la locura que pudo facilitar en algunos casos un tratamiento comunitario y psicoterapéutico. A principios de los años cincuenta se descubre la clorpromacina (primer antipsicótico) y la imipramina[56] (primer antidepresivo). Se produce una revolución en el abordaje de la locura y el nihilismo terapéutico que había imperado hasta la época se convierte en esperanza y alivio del dolor psíquico producido por la enfermedad. Los casos más graves de catatonía, las agitaciones más violentas, cedían con la administración de psicofármacos y procuraban bienestar al paciente.

---

55. *Ídem*, p. 112.

56. El psiquiatra suizo Kuhn lo ensayó en primera instancia como antipsicótico, aunque en un primer momento se estudió como agente antihistamínico. La potencia antidepresiva fue superior a cualquier fármaco conocido hasta ese momento. Empezó a comercializarse en 1958 y se encuentra dentro del grupo de los antidepresivos tricíclicos.

En contrapartida a este hecho y fraguado a lo largo de la década de los noventa y dos mil principalmente, en 1987 se empieza a comercializar el Prozac[57], lo que produce, para pena y para gloria de los psiquiatras, una mercantilización enorme de la «salud mental» y la adscripción generalizada a la teoría serotoninérgica como mecanismo patogénico de la depresión[58]. Se desarrollan muchos fármacos, si bien con menos efectos secundarios y más especificidad, pero la formación e investigación queda en manos del mercado y de los «popes» elegidos por él; psiquiatras que dedican su tiempo a realizar estudios y ensayos clínicos, verdaderos farmacólogos que olvidan la psicopatología, la historia y por supuesto la psicoterapia. Los criterios diagnósticos se amplían hasta límites insospechados y la depresión define cualquier síntoma de tristeza. Lo que comenzó como un verdadero alivio para trastornos como la esquizofrenia o la melancolía se convierte en tratamiento extensivo a todo

---

57. La comercialización de la fluoxetina aprobada por la FDA en 1987, y con una campaña de publicidad enorme (en 1990 aparece en la portada del *Newsweek,* revista dirigida al público general). El Prozac inaugura una nueva etapa en la psicofarmacología que dura hasta nuestros días, aunque se hayan reducido en parte de los excesos de la mercadotecnia. Presentado como fármacos más específicos y con menos efectos secundarios que los fármacos clásicos (los descubiertos en la década de los 50), el Prozac es el paradigma del matrimonio entre la psiquiatría y el mercado. Ver F. LÓPEZ-MUÑOZ. y C. ÁLAMO, *Historia de la Psicofarmacología,* Tomo II, Madrid, Editorial Médica Panamericana, 2006, pp. 719-720.

58. Pienso que se ha creado un malentendido intencionado y confuso a la hora de diferenciar lo que significa el correlato neurobiológico de los síntomas psíquicos que, por supuesto, existe, es real y hay una respuesta al tratamiento psicofarmacológico, y los mecanismos patogénicos que producen los síntomas, más difíciles de precisar. Lo biológico y lo científico da una respuesta parcial y sesgada sobre la patogenia, que debería ser completada por el estudio de otras parcelas del saber: la psicología, la filosofía, la antropología, la sociología o el psicoanálisis.

síntoma de dolor psíquico. La demanda social, además, pide un alivio rápido del síntoma y la psicofarmacología se convierte en una especie de gurú curativo de imaginario omnipotente. Incluso se habla de psicofármacos cosméticos, como si fueran un objeto más que cabe en el bolsillo, incorporado ya a nuestras vidas. Al hilo de este fenómeno se crean unos diagnósticos, como he dicho en otro lugar, acordes al fármaco. Se pierde toda la sutileza y empeño que utilizaron tantos clínicos en el pasado y la palabra melancolía pierde su lugar en la nosología, en la nosografía y en la clínica.

La tristeza se adapta a los nuevos tiempos y se mercantiliza con el poderoso influjo de la imagen audiovisual. Se crea incluso una cultura «emo»[59], de apariencia nihilista, con gustos musicales y culturales parecidos y una filosofía de vida también impuesta por este perfil. Pura imagen, pérdida de lo simbólico, consumismo esnob disfrazado de alternativo y diferente, utilizado por la clase media blanca aburguesada en la que nos incluimos los occidentales, pero que en el fondo sí guarda un vacío genuino y melancólico dejado por el rastro del capitalismo que devora todo a su paso. Como dice Nacho Vegas: «la revolución no será emitida por Radio 3»[60].

---

59. La tribu emo se sustancia en el nihilismo e idealizan el suicidio como meta máxima. Tiene un poderoso imaginario y una subcultura audiovisual sugerente. A mi modo de entender, adolece de propuestas subversivas o de cambio, precisamente por el nihilismo hacia el sistema; es tan intenso, que el propio sistema capitalista lo engulle y lo utiliza para vender sus productos. Al final, los enunciados de esta subcultura se cumplen y alimentan de nuevo el nihilismo en un círculo infernal. Al menos, propone una identidad bien definida que puede sujetar precariamente al sujeto. Algunas películas de Tim Burton y grupos musicales como *The Cure* pueden considerarse representantes de este movimiento.

60. LENORE, V. y VEGAS, N.: *Hipster, indies y gafapastas: crónica de una*

Ante este melancólico panorama merece la pena rescatar el significado del término y buscar alguna aproximación desde un punto de vista, primero fenomenológico, mediante la relectura de la obra de Hubertus Tellenbach y luego psicoanalítico, mediante el análisis de la obra de Sigmund Freud, Karl Abraham, Melanie Klein y Jacques Lacan.

dominación cultural, Madrid, Capitán Swing, 2014, p. 23.

III

El *typus* (carácter) *melancholicus* de Tellenbach

Lo endógeno / Lo rítmico. La temporalidad / La cualidad de la tristeza melancólica / El typus melancholicus

La fenomenología[61] fue un movimiento filosófico del siglo XX fundado por Edmund Husserl (1859-1938) y caracterizado por su pretensión de radical fidelidad a lo dado, a lo que se ofrece a la experiencia, para describir la esencia de las distintas regiones de la realidad[62]. Mediante una actitud intuitiva, en la que no nos dejamos llevar por prejuicios teóricos, captamos la esencia de las manifestaciones en tanto

---

61. Además de su fundador, los principales antecesores de la fenomenología fueron Lambert (1728-1777) y Brentano (1838-1917). Posteriormente, sus principales exponentes fueron Scheler (1874-1928), Heidegger (1889-1976) y Sartre (1905-1980).

62. Ver E. HUSSERL, *La idea de la fenomenología* (1907), Barcelona, Herder, 2012.

las consideramos como fenómenos (las cosas tal y como se muestran a la conciencia)

Karl Jaspers (1883-1969) trabajó como psiquiatra en el hospital de Heidelberg y durante el Tercer Reich fue apartado de su cátedra. Dictó un curso sobre «La cuestión de la culpabilidad alemana»[63] pasada la Segunda Guerra Mundial. Introdujo el método biográfico en el estudio de pacientes en el que relataban sus propias vivencias, dando mayor importancia a la forma y no al contenido de los síntomas; es decir, el cómo vivenciaban el síntoma nos daría la clave del diagnóstico. Lo desarrolló en su famosa obra *Psicopatología general*[64].

En 1974 sale a la luz *Melancholie* de Hubertus Tellenbach[65] (1914-1994). El autor estudió medicina y filosofía y en la Segunda Guerra Mundial trabajó como médico militar. Se formó con Martin Heidegger y se relacionó con Binswanger, Gebsattel y Minkowski en el análisis de la existencia. Fue Director del Departamento de Psicopatología de la Clínica Universitaria de Heildelberg desde 1971 y fue discípulo de Jaspers. También tuvo mucho interés en el psicoanálisis. A continuación, describiremos los conceptos más destacables de su obra.

---

63. Hay una traducción al español de 1998, K. JASPERS, *El problema de la culpa: sobre la responsabilidad política alemana*, Barcelona, Paidós Ibérica, 1998.

64. JASPERS, K.: *Psicopatología general*, México DF, FCE, 1993. La primera edición en alemán es de 1913 y la traducción al español de 1970, corresponde a la quinta edición alemana.

65. TELLENBACH, H.: *La melancolía. Visión histórica del problema*, Madrid, Morata, 1976.

Lo endógeno

Dividió el campo causal[66] de la psicopatología en tres grandes etiologías: por un lado, lo *somatógeno* (soma), donde el trastorno psíquico aparece como síntoma de procesos patológicos primarios del organismo; por otro, lo *psicógeno* (psique), que tiene relación con una causa psíquica (vivencial, reactiva, biográfica, personalidad...) y no hay una ruptura con el desarrollo evolutivo del acontecer vital; y, por último, lo *endógeno* (endon) que aparece como tercer campo causal a principios del siglo XX (A. Mechler). Con anterioridad Moebius ya había utilizado el término para contraponerlo a exógeno.

Las características singulares del *endon*[67] vienen definidas por los siguientes aspectos: parece pertenecer a la región del soma y despliega sus efectos en la totalidad del ser. Es una región oscura de lo inexplicado o criptógeno, tiene una relación evidente con lo genético, lo constitucional y la vulnerabilidad y se contrapone a lo exógeno. Es el terreno de las dos grandes psicosis endógenas: la esquizofrenia y los trastornos endógenos del humor; la psicosis maníaco-depresiva y la depresión endógena. Para Tellenbach la melancolía equivale a la depresión endógena.

Lo rítmico – La temporalidad

El ritmo, entendido como forma básica del acontecer vital, está sujeto a la temporalidad, a la repetición y a la regularidad.

---

66. TELLENBACH, H.: *op. cit.*, pp. 33-34.
67. *Ídem*, pp. 35-36.

Todo en la vida está sujeto a ese ritmo «vital». Hay ritmos puramente biológicos y endógenos: sueño-vigilia, necesidad periódica de alimentos, ciclo menstrual... y dentro de estos ritmos se encontrarían los ritmos circadianos (el sueño y la vigilia serían su paradigma). Los organismos vivos buscan en el medio ambiente ritmos para sincronizar su propia rítmica[68] a través de la luz, las estaciones, la temperatura, etc. En el hombre, lo rítmico se desplaza desde las ordenaciones naturales hacia las solemnidades míticas que se expresan en el calendario de las fiestas, aniversarios, por lo que la capacidad de simbolizar se hace patente, y se diferencia así de lo animal, aunque mantiene también los ritmos más biológicos. Lo rítmico entronca con lo cíclico y lo periódico y el acuerdo entre el ritmo subjetivo y el objetivo definen un estado de armonía.

En las fases depresivas de la melancolía se pierde tal armonía y hay una desincronización del sujeto con el devenir vital; así, el fluir de la vida y el tiempo se detiene. La sintomatología expresa este detenimiento con la desvitalización, la inhibición psicomotriz, la ralentización, la pérdida del sueño, del apetito y la tristeza vital con su cualidad genuina. En este «desierto vital» y con el empequeñecimiento del yo, el mundo se cierne de manera amenazante e inmensa: aparecen las típicas ideas melancólicas; no hay futuro. Solo hay muerte, enfermedad y ruina.

---

68. *Ídem*, p. 36. Tellenbach atribuye a lo rítmico un rasgo positivo que caracteriza a lo endógeno.

La cualidad de la tristeza melancólica

Tellenbach describe la tristeza melancólica como una tristeza ajena. Se ha transformado la cualidad, ya que «en la tristeza no psicótica el yo se identifica con su sentimiento; es su tristeza y así con respecto al objeto de su tristeza. También en los estados tristes sin objeto (el dolor cósmico o pena en un sentido más existencial) el yo se identifica con su tristeza. Pero en la tristeza melancólica el yo es como si estuviese junto a su tristeza»[69] y no se identifica con ella, le es ajena. Por otra parte, no muestra movimiento alguno (falta de cinesis), es decir, no hay una reactividad según la cual pueda reaccionar emocionalmente a las situaciones de la vida. El melancólico es incapaz de entrar en relación con su tristeza y, por tanto, incapaz de estar triste, igual que el maníaco de estar alegre. En la clínica a menudo aparece este síntoma y es vivido con gran angustia. El paciente refiere estar anestesiado y ser incapaz de sentirse siquiera triste, por lo que no encuentra una representación para esa falta de emoción o afecto; lo más que se puede acercar, es remitir esa experiencia a una sensación de vacío, de la nada.

El *typus melancholicus*

Tellenbach realizó una catamnesis en los pacientes diagnosticados de melancolía en 1959 en la clínica de Heidelberg después de la remisión de ésta y halló una serie de características comunes en las fases asintomáticas, es decir,

---

69. *Ídem*, p. 42.

en los periodos sin estado depresivo. La «fijación a un afán de orden»[70] fue definido como el rasgo constitutivo esencial del carácter melancólico. Además, observó un elevado sentimiento del deber y la formalidad, un modelo patriarcal en la familia, una conciencia moral especialmente sensible y escrupulosa, «por lo que se autoimponían exigencias superiores al término medio»[71], con un rígido orden en el mundo laboral y un sentimiento exagerado de insuficiencia y responsabilidad. Funcionaban de manera extraordinaria como leales subordinados y elegían profesiones dependientes de terceros. Tenían que planificar toda actividad, fuera esta de ocio o laboral.

Por otra parte, se imponían una ordenación rígida en las relaciones interpersonales. Las describía como un «Ser-para los otros en la forma del rendir para los demás»[72]. Describe relaciones familiares simbióticas con gran dificultad para separarse. Cuando se producían pérdidas, tanto de proximidad como fallecimientos, la situación podía desencadenar fases melancólicas. Son incapaces de «ser-para sí mismo», «no pueden aceptar nada gratis y les sublevaría la idea de que su mera existencia pudiera hacer feliz a los demás»[73]. Esta intensa escrupulosidad moral iba dirigida a evitar todo sentimiento de culpa, al menos consciente, y así se dedicaban a no tener que adeudar jamás nada a nadie.

Uno de los aportes más importantes de Tellenbach fue la

---

70. *Ídem* p. 90. Planteó que este rasgo aparecía en todas las catamnesis que realizó ese año y en todos los pacientes que atendió posteriormente. Este afán de orden fue estudiado en el ámbito interpersonal y en el ámbito laboral.

71. *Ídem*, p. 91.

72. *Ídem*, p. 99.

73. *Ídem*, p. 101.

conceptualización de los términos remanencia e includencia que relacionó directamente con el carácter melancólico y los describió de la siguiente manera:

Includencia[74]: Espacialidad. El melancólico mantiene un espacio vital en el que todas las cosas tienen un lugar y un orden (están *incluidas*), tanto en los espacios físicos como en las relaciones con los demás. Todo encajaba en un orden estricto y en no ir más allá de los límites. Las depresiones son puestas en marcha por cambios de domicilio, puesto de trabajo...

Remanencia: Temporalidad. Existe el peligro de quedar atrás respecto a las expectativas y el deber y hay una tendencia muy acusada a rse en deuda por no ser capaces de estar al nivel de la exigencia autoimpuesta. El rendimiento laboral y la escrupulosidad moral evitan encontrarse con esa deuda. Agazapada está la culpa, a la espera de cualquier eventualidad y salir así de su madriguera.[75]

En relación a la situación previa al desencadenamiento de la fase depresiva, Tellenbach plantea tres fases: la primera es la situación premelancólica, en el que se da el encuentro entre una situación existencial y una determinada estructura de personalidad, lo que constituye la situación patógena. Suelen ser causas que crean una sobrecarga, una ruptura

---

74. *Ídem*, pp. 145-188 (patogénesis). En el capítulo IV, Tellenbach analiza la patogénesis de la transformación melancólica y utiliza la includencia y la remanencia como dos constelaciones previas a la «desesperación» que es la antesala de la descompensación depresiva. .

75. Kierkegaard lo afirma como un estancamiento en la vida del espíritu en un quedarse retrasado con respecto a sí mismo, es remanencia. Considera que «la melancolía surge a partir de una decisión, culpablemente fallida, de asumir la autenticidad de ser uno mismo». KIERKEGAARD, S.: *Entweder/Oder*, en *Gesammelte Werke*, Segunda parte, vol. 2, Jena, Diederichs, 1843, p. 128.

del orden preestablecido y/o situaciones vitales nuevas que necesitan una nueva representación y simbolización. Después suceden dos momentos para hacer frente a esta sobrecarga: primero el paciente se intenta defender a través de la constelación includencia-remanencia. Cuando fallan estos mecanismos y no se puede eludir ni evitar la elección, aparece la «desesperación», momento de inicio de la melancolía: «Indica un estado oscilante de ir y venir (duda). La persona se encuentra suspendida ante dos posibilidades»[76], tiene la intención de estar en dos lugares al mismo tiempo y por tanto no puede decidir. Es en este momento de imposibilidad cuando el paciente se para y aparece el derrumbe depresivo.

Una de las funciones[77] de carácter defensivo que subyacen a estos rasgos melancólicos y dan sentido a su aparición, con el afán de orden como punto cardinal, es el de intentar mantener el tiempo y el espacio ralentizados para prevenir cambios y pérdidas y así permanecer quieto, sin sobresaltos, como un espectador pasivo que ve la vida pasar. Intenta detener y retener la vida para que ésta se adapte mejor al ritmo del melancólico: la quietud arrítmica y atemporal de la muerte. Pero también lo utilizan para lo contrario, es decir, evitan la quietud total aferrándose a los ritmos vitales y de ese modo se resincronizan con la vida. Se observan

---

76. TELLENBACH, H.: *op. cit.*, p. 179.

77. Esta función la vamos a interpretar en base a lo que se encuentra debajo de estos rasgos melancólicos, que es la estructura melancólica. Dando un salto al Lacan de las estructuras, en la patogenia de la melancolía, la pérdida está forcluida como veremos más adelante y estos rasgos evitarían el encuentro con las situaciones con sentido de pérdida.

descompensaciones anímicas en los cambios climáticos y lumínicos que traducen esta excesiva fijación a lo rítmico.

Desde otra perspectiva, puede interpretarse cómo son utilizados los mecanismos defensivos de esta estructura para mantener un débil y deslibidinizado yo, apuntalándolo rígidamente en el espacio temporo-espacial para evitar que se empequeñezca y aparezcan los síntomas nucleares melancólicos. Dicho de otra forma: retener la escasa vitalidad en la medida de lo posible a través de estos rasgos anales y así prevenir la hemorragia vital que define la tendencia del ser melancólico.

Tellenbach hace aportaciones muy importantes en la descripción de la personalidad melancólica. Observamos rasgos anales destacados propios de las estructuras obsesivas y sospechamos bastantes encuentros con esta estructura. Ahora falta interpretar y dar un sentido a estos rasgos mediante el abordaje de la psicodinamia y los procesos inconscientes que están debajo de estos rasgos melancólicos.

IV

Psicoanálisis y melancolía

Sigmund Freud / Karl Abraham / Melanie Klein /
René Spitz / Jacques Lacan

Sigmund Freud (1856-1939)

Duelo y melancolía

En 1915 Freud escribe el magnífico ensayo *Duelo y melancolía*. Hasta ese momento la melancolía era una entidad clínica objeto de muchas descripciones, por lo que no era difícil diagnosticar el proceso al observar su evolución periódica y las fases de estado con sus síntomas particulares. Sin embargo, ningún autor había dado con la «esencia» de la melancolía, con los significados psicodinámicos y psicológicos de ésta. Fue la genialidad de Freud la que vinculó con claridad el estado melancólico al duelo y, por tanto, a la pérdida y a su vez diferenció la melancolía del duelo por un síntoma casi patognomónico de la melancolía; la insignificancia y el autorreproche tan característico. Además, dio una descripción muy certera del cuadro al usar el término de empobrecimiento del yo.

Antes de continuar con Freud, me gustaría apuntar que estas relaciones y vínculos no deben llevarnos a confundir la psicodinamia con la etiología. El interés que nos despierta un modelo de explicación no significa que no existan otros tan válidos como el que nosotros elegimos. Solo depende desde donde miremos, es decir, de la subjetividad del investigador. Y si los biologicistas extremos pecan de explicar todo con los neurotransmisores, los psicoanalistas extremos pecan de explicarlo todo desde su modelo, y caen en un determinismo peligroso para con el paciente que tenemos delante, además de dejar de escuchar al paciente si tenemos demasiado en la cabeza el modelo teórico. Por desgracia estos planteamientos excesivos e intolerantes con otras visiones se encuentran con demasiada frecuencia en la clínica, lo que nos hace entrever la subjetividad del profesional que defiende, como si de su vida se tratara, el modelo teórico que eligió. Tenemos que tener en cuenta que solo diagnosticamos a los pacientes que van a consulta, así como solo sabemos lo que hemos aprendido o estudiado, dejando fuera el resto. El deseo es así.

No obstante, es importante elegir un modelo teórico que va a tener que ver con nuestra subjetividad, pero también ser capaces de cuestionarlo cuando hace falta, pues sabemos que cuando se hace clínica, muchos pacientes echan por tierra cualquier modelo teórico. Es fundamental por este motivo realizar un análisis de la demanda y en un primer momento hacer un buen diagnóstico fenomenológico antes que interpretar el síntoma.

Freud relacionó el duelo y la melancolía y vinculó los dos cuadros clínicos: la profundidad y cualidad de la tristeza era la misma, y las dos entidades tenían que ver con la pérdida. Pero, en el duelo la pérdida es consciente y en la melancolía la pérdida opera a nivel inconsciente, ya que el paciente «no sabe qué ha perdido»[78]. Esta primera singularidad puede explicar porqué muchas veces no se identifica una causa o desencadenante de la recaída depresiva o el paciente no acierta a relacionarla.

La definición de la melancolía que Freud hace debe ser reseñada, sin lugar a duda:

> ...la melancolía se singulariza en lo anímico por una desazón profundamente dolida, una cancelación por el interés por el mundo exterior, la pérdida de la capacidad de amar, la inhibición de toda productividad y una rebaja en el sentimiento de sí que se exterioriza en autorreproches y autodenigraciones y se extrema hasta una delirante espera de castigo[79].

Todos los síntomas coinciden con el duelo menos el último, lo que llamó la atención a Freud: «el melancólico nos muestra todavía algo que falta en el duelo; una rebaja

78. FREUD, S.: *Duelo y melancolía* (1915), en *Obras completas*, vol. 2, Madrid, Biblioteca Nueva, 2012, p. 2091.
79. *Ibídem.*

extraordinaria en su sentimiento yóico. En el duelo, el mundo se ha hecho pobre y vacío; en la melancolía, eso le ocurre al yo mismo»[80]. Ese empobrecimiento/empequeñecimiento del yo y, sobre todo, la exteriorización de la indignidad y la culpa, para Freud son fenómenos nucleares de la melancolía. Si bien en el duelo sí puede aparecer algún grado de culpa, no alcanza las dimensiones que se observan en la melancolía. Más curiosa es la necesidad del paciente de torturarse de forma repetida, se lamenta y se siente como el peor de los mortales —y el único en muchas ocasiones— y deja entrever el intenso narcisismo que atesora y la incapacidad de guardarse este sentimiento. A nivel fenoménico es difícil entender esta cuestión ya que la culpa y la indignidad se suelen esconder por el sentimiento de vergüenza que genera, pero no ocurre así en la melancolía. Continúa Freud: «el melancólico no se comporta en un todo como alguien que hace contrición de arrepentimiento. Le falta la vergüenza en presencia de los otros y se complace en el desnudamiento de sí mismo»[81] Al contrario, hay una exhibición a veces grotesca. Freud dio una explicación a este fenómeno; sospechó que en realidad ese reproche no iba dirigido a uno mismo sino a otra persona: «a quien el enfermo ama, ha amado o amaría... Sus quejas son en realidad querellas a otro»[82]. Ese odio a sí mismo es el odio a ese primer objeto de amor y la marcada ambivalencia que generó.

Hubo una elección de objeto a una persona determinada, y por una afrenta o desengaño de esa persona amada sobrevino

80. *Ídem*, p. 2093.
81. *Ibídem.*
82. *Ibídem.*

un sacudimiento de ese vínculo... la investidura de objeto resultó poco resistente, pero la libido no se desplazó a otro objeto, sino que se retiró sobre el yo y sirvió para establecer una identificación del yo con el objeto resignado [...] la sombra del objeto cayó sobre el yo que, en lo sucesivo, pudo ser juzgado como un objeto abandonado[83].

Para explicar este hecho, Freud arguyó que la elección de objeto se hace desde una base narcisista: «la identificación narcisista con el objeto se convierte en el sustituto de la investidura de amor del objeto»[84]. Supuso que es característico de la melancolía la regresión desde la investidura de objeto hasta la fase oral de la libido perteneciente al narcisismo como etapa del desarrollo. A su vez, la identificación es la manera de vincularse al objeto, al que pretende incorporar y devorar completamente. Si hay una fijación y una regresión a esa etapa narcisista, la pérdida del melancólico (entendida como una situación de desamor, insatisfacción, no libidinización, no disponibilidad o algo constitutivo), se debió producir en un momento muy temprano del desarrollo cuando aún no hay una diferenciación entre el yo y el objeto; más bien hay una identificación masiva con éste.

Más adelante Freud se detiene en la ambivalencia amor-odio que se presenta en los vínculos amorosos y establece cierta relación entre los duelos de los obsesivos y la melancolía. Relaciona el odio al objeto con el sadismo y el erotismo anal. Una forma de daño indirecto hacia el otro es

---

83. *Ibídem.*
84. FREUD, S.: *Duelo y melancolía, op. cit.*, p. 2094.

enfermar, ya que el lamento torturante del melancólico hace mucho daño a las personas de su alrededor. Más gravedad plantea el suicidio y más inquietud, si pensamos que ese acto va dedicado a otro, por supuesto en un plano inconsciente.

Freud relaciona la melancolía con la manía e intenta dar una explicación desde el registro económico:

> ...en la manía el yo tiene que haber vencido a la pérdida de objeto, y entonces queda disponible todo el monto de contrainvestidura que el sufrimiento dolido de la melancolía había atraído sobre sí desde el yo y había ligado. Cuando parte, voraz, a la búsqueda de nuevas investiduras de objeto, el maníaco nos muestra inequívocamente su emancipación del objeto que le hacía penar[85].

Esa desinvestidura tras la pérdida de objeto es lenta y progresiva tanto en el duelo como en la melancolía y requiere un gasto de energía muy alto. A diferencia del duelo, en la melancolía aparece con gran intensidad la ambivalencia hacia el objeto amado/perdido acompañada de la agresividad correspondiente. Podemos observar en la clínica que los duelos patológicos se dan con más frecuencia en personas que presentaban más ambivalencia hacia la persona fallecida. La lucha amor-odio que se presenta en la melancolía es intensamente ambivalente. Este hecho explica también un síntoma característico de la melancolía: la culpa inmensa por sentir ese odio. También aparece en otros cuadros (obsesivos,

---

85. *Ídem*, p. 2098.

duelos...), pero en la melancolía adquiere una magnitud desproporcionada.

Finaliza Freud, en su brillante ensayo, como lo más específico de la melancolía es la regresión de la libido al yo, al narcisismo primario. El conflicto que se opera dentro del yo es una herida abierta y dolorosa que necesita un gasto enorme de energía. Cuando el yo triunfa sobre el objeto se expresa con la manía.

La pérdida de objeto y la ambivalencia comparten lugar con el duelo. La singularidad de la melancolía es que la pérdida fue temprana y por tanto inconsciente. En la melancolía la ambivalencia es mucho más intensa, quizá porque el objeto amado produjo una decepción muy dolorosa —o fue vivido así—. En ese momento tan temprano y crítico del desarrollo se requiere una libidinización o vitalización extraordinaria, y el objeto amado y/o el propio yo no estaban disponibles para recibir esa carga de vida.

Freud, tanto en su *Introducción al narcisismo* de 1914 como en la obra posterior a 1915, hace importantes aportaciones que pueden ayudar a revisar el concepto de la melancolía. Intentaremos una aproximación a la melancolía desde la perspectiva freudiana.

El narcisismo, la segunda teoría pulsional (en la que conceptualiza la pulsión de muerte) y la segunda tópica (en la que divide al aparato psíquico en tres instancias —yo, ello y superyó—) serán los tres ejes de articulación para redefinir la melancolía.

Fase del desarrollo libidinal y melancolía

En 1905 Freud escribe *Tres ensayos de la teoría psicosexual*, donde describe las diferentes etapas del desarrollo libidinal o fases evolutivas de la organización sexual en el niño: fase oral, anal, fálica y genital.

De la fase oral o canibalística dice Freud:

> La actividad sexual no está separada de la absorción de alimentos [...] y el fin sexual consiste en la asimilación del objeto, modelo de aquello que después desempeñará un importantísimo papel psíquico como identificación[86].

En relación a la fase sádico-anal habla de la ambivalencia, término muy importante en la melancolía:

> El predominio del sadismo y el papel de cloaca en la zona anal le prestan un marcado sello arcaico. Otro de sus caracteres es el de que las tendencias antagónicas son de igual fuerza, circunstancia para la cual ha creado Bleuler el término ambivalencia[87].

Es en esta fase cuando el control y el sadismo hacen aparecer el binomio pasivo/activo, muy importante en las posiciones inconscientes que tomamos en la vida en el papel de dominación/sumisión. Se me ocurre una analogía interesante a raíz de la respuesta que me dio un paciente maníaco-depresivo

---

86. FREUD, S.: *Tres ensayos de la teoría psicosexual* (1905), en *Obras completas*, vol. 2, Madrid, Biblioteca Nueva, 2012, p. 1210.
87. *Ibídem*.

a mi pregunta sobre cómo definiría lo que le sucede: «unas veces me pongo pasivo y parado» —refiriéndose a las fases depresivas—, «y otras activo» —refiriéndose a las fases maníacas—. «Eso es lo que me pasa exactamente».

En 1924 Abraham subdivide la fase oral y anal, como veremos más adelante, y señala que el ano se desarrolla en la blastospora embrionaria a partir de la boca, lo que viene a constituir un prototipo biológico del desarrollo psicosexual.

El punto de fijación y regresión del melancólico se produce en la etapa oral y primera etapa anal. Aunque fue Karl Abraham quién desarrolló más este tema —y añadió una fijación, además de oral, también en la etapa anal expulsiva—, Freud y Abraham mantuvieron una densa correspondencia, lo que posibilitó influencias recíprocas en sus obras.

El mecanismo de incorporación oral del objeto, forma masiva de introyección, se puede considerar un mecanismo primitivo y preedípico en el que se pueden ubicar diversas patologías, además de la melancolía, como las adicciones y los trastornos alimentarios. Al estar incorporado el objeto, éste no se puede perder, no se puede doler de él. El melancólico sufre un empacho de objeto. Objeto perdido y vacío que en momentos de pérdida se hace más presente.

En los melancólicos, además, hay muchos síntomas obsesivos que pueden indicar una fijación a nivel anal. Interesa mucho la cuestión del mecanismo de control y los límites temporo-espaciales que se fraguan en esa etapa y el uso que hace el melancólico de éstos para fijar la vida y permanecer quieto e inerme.

Freud sostiene que se produce una regresión a etapas

previas que produjeron gran satisfacción libidinal. ¿Para qué vuelve el melancólico a esa etapa? Quizá para reencontrar el objeto perdido, lo que no obtuvo, que además es imposible. O es una forma de masoquismo gozoso, de repetir la autotortura de nuevo.

En cuanto a los mecanismos de defensa del melancólico se observa con cierta claridad que la analidad (típica del obsesivo) está muy presente, pero puesta al servicio de no perder, de retener al objeto para no tener que desearlo porque el melancólico no sabe desear. El obsesivo, a diferencia del melancólico, utiliza las defensas anales para tener encorsetado al deseo. Los obsesivos sí saben del deseo, aunque lo eviten.

En la fase anal se percibe por primera vez la pérdida de objeto, cuando el objeto «heces» se pierde para siempre, y desaparece la ilusión omnipotente de completud del yo, debido a que una parte de éste se pierde. Además, esa pérdida es el desecho sobrante de la incorporación oral. He aquí uno de los postulados nucleares desde el punto de vista psicoanalítico: la imposibilidad de separarse del objeto perdido y encontrarse éste incorporado de forma masiva en el yo.

Narcisismo y melancolía

En 1914 Freud escribe *Introducción al narcisismo*[88]. Distingue

---

88. Este escrito marca un punto de inflexión en la obra de Freud y abre el camino a las que denomina posteriormente patologías narcisistas, terreno de las psicosis y de la melancolía. El alumbramiento de la segunda teoría pulsional en 1920 y su brillante especulación sobre la pulsión de muerte al albor del fin de la Gran Guerra, añade interpretaciones interesantes a las patologías narcisistas o patologías del vacío (Recalcati), en las que se observa una compulsión a la

la libido de objeto y la libido del yo donde las cargas pulsionales sexuales invisten al objeto o al yo respectivamente. Se pregunta Freud sobre la libido retraída de los objetos en la megalomanía:

> La libido sustraída al mundo exterior ha sido aportada al yo, surgiendo así un estado al que podemos dar el nombre de narcisismo [...] la vida anímica infantil y de los pueblos primitivos muestra ciertos rasgos megalómanos; una hiperestimación del poder de sus deseos y sus actos mentales a través de lo mágico[89].

El narcisismo primario se relaciona con la formación del yo y es una fase evolutiva entre el autoerotismo y el Edipo. Durante esta fase se organizan e integran las partes corporales en un todo a través de una imagen unificadora y el yo va a reconocer al otro en la medida que es un reflejo de sí mismo. Todavía no se ha diferenciado al otro como alguien separado y distinto a mí. En las tres fases de formación del yo el narcisismo coincidiría con la fase «yo placer purificado», cuando los objetos que producen placer se incorporan al yo y los objetos displacenteros son expulsados al no-yo, al exterior. Aún en esta fase no se puede hablar de diferenciación sujeto-objeto ya que ésta sucede en el Edipo. Cronológicamente podemos situar este periodo entre los seis meses y los tres años, es decir, en una fase muy

---

repetición de un exceso, un goce autodestructivo que coge atajos para llegar pronto a la muerte, al menos a la muerte psíquica.
89. FREUD, S.: *Introducción al narcisismo* (1914), en *Obras completas*, vol. 2, Madrid, Biblioteca Nueva, 2012, p. 2018.

temprana y con una dependencia muy relevante de los cuidados maternos.

Los desordenes del psicótico se ubican en esta fase narcisista, por lo tanto, en la melancolía tuvo que suceder algo en ese momento evolutivo. Podemos pensar que esa narcisificación o investidura del yo fue insuficiente en la melancolía. Las vivencias placenteras, y por lo tanto de amor, pudieron ser infrecuentes y no se incorporaron al yo, lo que da lugar a un yo empequeñecido o empobrecido. Por el contrario, las vivencias de insatisfacción o displacenteras predominaron y se proyectaron al no-yo, generando odio. Insistimos que aún nos encontramos en la díada madre-hijo sin separación de objeto. El espejo[90] devuelve al yo una imagen insignificante, diminuta, aunque no desintegrada como sucede en la esquizofrenia. Esto puede suceder por un insuficiente maternizaje o falta de disponibilidad, pero también por una deficiencia a nivel constitutivo del yo, ya que éste no supo o no pudo captar las muestras de amor.

El narcisismo también puede verse reflejado con facilidad en la fase maníaca, cuando un yo engrandecido, sin barreras y omnipotente, descarga la energía en una actividad frenética e infinita, muchas veces también agresiva y destructiva. Parece que la libido del yo se carga con gran intensidad y la libido de objeto se descarga por el abandono momentáneo de éste, que desencadena una importante asimetría entre el yo y el mundo exterior.

Respecto a la elección de objeto narcisista, Freud dice: «Se ama; lo que uno es (así mismo), lo que uno fue, lo que uno

---

90. Aquí añadimos los postulados de Lacan sobre el estadio del espejo (1949). *Cf.* J. LACAN, *Escritos 1*, México DF, Siglo XXI, 2009.

quisiera ser y a la persona que fue parte de uno mismo»[91]. Es importante porque nos da pistas sobre los vínculos y relaciones, en especial de pareja, que hace el melancólico y otros cuadros afines, donde la dependencia hacia el objeto es muy fuerte, en tanto ese objeto alimente el narcisismo

Pulsión de muerte y melancolía

En la primera teoría pulsional (*Pulsiones y destino de pulsión* de 1915), Freud separa las pulsiones de autoconservación de las pulsiones sexuales que luego reunirá en las pulsiones de vida (Eros) en su segunda teoría pulsional. Dentro de la pulsión hay una parte representacional y otra parte que denomina monto o *quantum* de afecto. En la neurosis ambas partes están ligadas, pero en la melancolía ese monto de afecto está, por una parte, más desligado, y por otra, las representaciones son más pobres. Pero hasta la llegada de su segunda teoría pulsional en 1920 en *Más allá del principio del placer*, la primera teoría no lograba explicar de manera satisfactoria cuadros clínicos como las adicciones, las neurosis de guerra y, por supuesto, la melancolía.

Freud comienza su ensayo —atrevido y especulativo— con una alusión a las neurosis traumáticas de guerra, seguramente impresionado por los efectos terroríficos en los combatientes supervivientes de la Primera Guerra Mundial. Sostiene el efecto de impresión, de shock, de «susto» que provocan los traumas y experiencias cercanas a la muerte y la violencia corporal directa, que hacen saltar por

---

91. FREUD, S.: *Introducción al narcisismo, op. cit.,* p. 2026.

los aires la barrera protectora antiestímulos que nos protege del exceso, de lo real sin barniz, de lo que no podemos metabolizar o pensar. Se fijó en la tendencia a repetir de manera compulsiva esas escenas displacenteras a través del recuerdo, del sueño o del acto. La pulsión de muerte empuja a repetir experiencias de displacer o destructivas y facilita que el monto de afecto no se ligue a representaciones, lo que provoca pasos al acto repetitivos y dañinos, para llevar al sujeto con rapidez a un estado previo de total reposo; hacia la muerte que siempre estuvo antes de la vida. Dice Freud:

> Si como experiencia, debemos aceptar que todo lo viviente muere por fundamentos internos, volviendo a lo anorgánico, podremos decir; La meta de toda vida es la muerte. Y con igual fundamento; lo inanimado era antes que lo animado[92].

En este sentido, la experiencia de vivir que provoca que ese recorrido hacia la muerte sea lento y sinuoso, se torna insoportable en el melancólico que «no puede con la vida», ese decir tan habitual de nuestros pacientes. Pero ese decir es literal en ellos. Porque el deseo no opera. La vida es dura, requiere mucha energía y el deseo es el combustible necesario del que carecen, en distintos grados, los melancólicos. El estado de quietud, de reposo absoluto, es el que anhela el melancólico.

En las fases depresivas de mayor gravedad se observa con cierta inquietud la pulsión de muerte en su grado más puro:

---

92. FREUD, S.: *Más allá del principio del placer* (1920), en *Obras completas*, vol. 2, Madrid, Biblioteca Nueva, 2012, p. 2526.

primero, porque el acto va dirigido a sí mismo y conlleva un elevado riesgo de acto suicida y la brutalidad de este cuando se consuma; y segundo, porque lleva —de manera inconsciente— una dedicatoria a cualquier figura que ama o amó. Si en la pulsión de vida, el afecto está relacionado con el amor, en la pulsión de muerte el afecto está relacionado con el odio y la carga destructiva que conlleva. Los melancólicos llevan la vida como una especie de losa que combaten, sobre todo, con la actividad. Pero sabemos que el acto no se representa, sino que se lleva a cabo. Es en momentos de inactividad cuando los melancólicos se deprimen, cuando se producen cambios de ritmo y se detienen a pensar.

Por otra parte, los cuadros clínicos que mejor reflejan el estado de total inermidad y muerte son los estados catatónicos que se dan con mayor frecuencia en la melancolía, pero también en esquizofrenias graves. Aunque en la actualidad son cuadros muy raros por los avances en los tratamientos biológicos, tuve oportunidad de observar algunos casos de este tipo: la total inhibición psicomotriz, el mutismo absoluto, la ralentización de las funciones vitales... Todo indica un estado de hibernación y desconexión total del medio que, sin duda, asemeja a un muerto en vida. Es un muerto en vida. No hay un *como si*.

Segunda tópica y melancolía

En 1923 Freud escribe *El yo y el ello* después de conceptualizar la pulsión de muerte en *Más allá del principio del placer.* En la parte V («Las servidumbres del yo») Freud vuelve a la melancolía y dice:

> Volviéndonos primeramente a la melancolía, encontramos que el superyó, extremadamente enérgico, y que ha atraído a sí la conciencia, se encarniza implacablemente contra el yo, como si se hubiera apoderado de todo el sadismo disponible en el individuo. El componente destructor se ha instalado en el superyó y vuelto contra el yo. En el superyó reina la pulsión de muerte, que consigue con frecuencia llevar a la muerte al yo, cuando éste no se libra de su tirano refugiándose en la manía...[93]

Freud habla del «carácter inconsciente y coercitivo del superyó que se manifiesta como imperativo categórico, para poder reinar sobre el yo como conciencia moral o como sentimiento inconsciente de culpabilidad»[94].

El superyó o ideal del yo es fruto de la resolución del complejo de Edipo y atesora e interioriza, por un lado, las aspiraciones ideales del padre, y por otro, la prohibición, principalmente del incesto. El superyó —según Freud— es la base de la conciencia moral, de las religiones y del sentimiento social. Si el Edipo ha operado (neurosis), el superyó, como instancia acoplada al yo, se comporta como un manto protector.

En la melancolía, donde el Edipo no ha operado, el superyó presenta características omnipotentes y arcaicas, y

---

93. FREUD, S.: *El yo y el ello* (1923), en *Obras completas*, vol. 2, Madrid, Biblioteca Nueva, 2012, p. 2724.
94. *Ídem*, p. 2714.

vuelve a la etapa primigenia de identificación llevada a cabo por el superyó «cuando el yo era aún débil»[95].

Si entendemos que en la melancolía hay un yo empequeñecido y desvitalizado, las otras dos instancias indiferenciadas se revelan como una sola y todopoderosa que aplasta al yo. El yo debilitado no puede hacer frente, por un lado, al empuje pulsional del ello cargado de pulsión de muerte y destrucción, y por otro, al juicio severo y cruel de un superyó hipertrófico. No es el superyó heredero del complejo de Edipo, es el superyó más primitivo, preedípico y voraz, el de la horda primitiva, que no vela por el yo sino que lo maltrata y somete como a un objeto de desecho. Le interpela de forma imperativa: «¡Peca, goza —dice Lacan—, ya que eres un pecador, ya que eres culpable!» De aquí la culpa constante, la del pecado original, la que no se perdona que nos hayan regalado la vida, la que nos recuerda que la deuda es impagable y el melancólico no tolera que se le ame porque sí. Así, el yo no puede hacer frente al poder ejercido por la pulsión de muerte, ya que el superyó ni media ni pone límites ni protege de la pulsión. En los periodos intermedios, cuando no se observan síntomas depresivos, el yo sí es capaz de establecer un equilibrio a costa de un desgaste y trabajo psíquico importante. El yo utiliza unas defensas de corte obsesivo mayoritariamente y de las que ya hemos hablado antes en los trabajos de Tellenbach.

Identificaciones y melancolía

Volvamos a *Duelo y melancolía*:

---

95. *Ídem*, p. 2721.

Al principio existía una elección de objeto, o sea enlace de la libido a una persona determinada. Por la influencia de una ofensa real o de un desengaño, inferido por la persona amada, surgió una conmoción de esta relación objetal, cuyo resultado no fue el normal, o sea la sustracción de la libido de este objeto y el desplazamiento a uno nuevo, sino otro muy distinto [...] La carga del objeto demostró tener poca energía de resistencia y quedó abandonada; pero la libido libre no fue desplazada a otro objeto, sino retraída al yo, sirviendo para establecer una identificación del yo con el objeto abandonado. La sombra del objeto cayó así sobre el yo[96].

Última frase sublime y bella, tan querida por los clínicos psicoanalistas.

Las identificaciones que funcionan en la melancolía no son las identificaciones secundarias y parciales del complejo de Edipo que estructuran el psiquismo y permiten entrar en el mundo neurótico. Son las identificaciones más primitivas y globales, de tipo oral o incorporativo, de tipo narcisista, las que operan en la melancolía, pero también en patologías afines como las drogodependencias, la anorexia o algunos cuadros psicosomáticos. Al no diferenciarse bien el sujeto del objeto, estas identificaciones hacen que las elecciones de objeto sean muy narcisistas y ante la pérdida de objeto también se pierde el mismo sujeto. En episodios depresivos hay una regresión a esta etapa del desarrollo en la que el sujeto se ha quedado fijado con bastante intensidad. El melancólico suele identificarse con una figura de desecho,

---

96. FREUD, S., *Duelo y melancolía, op. cit.*, p. 2095.

poco digna, detestable o inmoral. En los casos más graves de nihilismo asegura ser nada, ocupar un espacio vacío o verbalizar la inexistencia de él mismo o de sus órganos internos. Esta identificación con algo indigno nos sugiere que lo introyectado por el melancólico es algo negativo, un objeto supuesto de amor, pero que no supo/pudo amar, o a la inversa, el sujeto no supo/pudo sentir ese amor. Lleno de ambivalencia, no pudo reconocer al objeto como tal y lo identificó a su vez como una parte no separada de él, una parte quizá odiada o donde se proyectó lo negativo, lo intolerable. En la esencia de todas estas identificaciones se sospecha una identificación esencial y primigenia: la identificación con lo muerto, con el objeto perdido. Cuando un paciente asegura no existir o que sus órganos internos se descomponen, se pudren... nos remite directamente a la descomposición orgánica de los muertos. Otros síntomas menos graves también lo sugieren: la anestesia afectiva, la anhedonia, la inhibición motriz; una desvitalización en diverso grado que tiñe globalmente el cuadro clínico.

Uno de los mitos más populares y atractivos que resume algunas características de la melancolía es el mito de Drácula[97]: el no-muerto que necesita incorporar la sangre

---

97. Bram Stoker escribe *Drácula* en 1897. A finales del siglo XIX hay una crisis europea y el proletariado cuestionaba los privilegios de la burguesía heredados de la Revolución francesa. Hay una crisis económica y el pesimismo tiñe las mentes de la gente. Coincide con la época victoriana. Bram Stoker nació en Irlanda en un periodo de hambruna, cuando fallecieron o emigraron millones de irlandeses. Aún no se habían independizado de los ingleses y el terrorismo del Seinn Fein contra el colonialismo inglés causaba estragos. Stoker estudia lo oculto cuando ingresa en una sociedad secreta, la Golden Dawn, y lee el relato de terror «Carmilla». *Drácula* se convierte en un éxito inmediato y el mito admite multitud de lecturas, pero sobre todo interesa rescatar una constante lucha entre binarios: bien-mal, día-noche, racional-irracional, muerto-vivo y la tercera vía el no-muerto. El fin

de sus víctimas a modo de elemento nutricio que da la vida para poder no-vivir. Aunque el sufrimiento del vampiro es no poder deshacerse de esa condena: no poder vivir y vagar eternamente sin que el tiempo le haga envejecer. Porque en la muerte, en la inmortalidad, el tiempo se para, no fluye. En la película de Coppola[98] la visión es más romántica y nos retrata un vampiro que conoce el amor. Ante la muerte de ese amor se llena de odio y venganza que genera la maldición consecuente. En casi todas las películas se describe esa frustrante incapacidad de amar del vampiro cuando encuentra de forma ocasional ese amor que luego se reconvierte en odio y destrucción. En el mito del vampiro se observa bien la ambivalencia amor-odio, el mecanismo incorporativo/oral y la identificación con la muerte en vida, el *no-muerto*, pero sobre todo la incapacidad de amar que genera dolor y odio. Amar significaría vivir, y un vampiro está condenado a no morir.

Karl Abraham (1877-1925)

Lo más significativo de los escritos de Abraham fueron los aportes en la descripción del carácter maníaco-depresivo que emparentó con las neurosis obsesivas. Luego ahondó en los factores que provocaban la melancolía y colocó en primer plano el odio y la ambivalencia hacia el objeto amado. Puso mucho énfasis en una posible decepción

---

de siglo siempre trae sombras, pesimismo y terror, para inquietar las costumbres y privilegios de la acomodada burguesía y su inocente autocomplacencia. *Cf.* B. STOKER, *Drácula* (1897), Madrid, Anaya, 1984, pp. 383-389.

98. F. FORD COPPOLA, *Drácula de Bram Stoker,* película, 1992.

primaria y un insuficiente maternizaje como factor causal de la melancolía. Sus premisas influyeron sin duda en autores posteriores, sobre todo en Melanie Klein y en las corrientes de las relaciones objetales. En relación con las fases de desarrollo libidinal, dividió la fase oral en una fase de succión y otra canibalística, y la fase anal en una fase expulsiva y otra retentiva. El melancólico se quedaría fijado en la fase oral canibalística y anal expulsiva para destruir al objeto amado. Es decir, incorporaría al objeto para luego destruirlo.

En 1911 se edita *Preliminares a la investigación de la locura maníaco-depresiva*[99]. En esta obra diferencia las depresiones neuróticas de las psicóticas o melancólicas. En las primeras la tristeza emerge por un mecanismo de represión cuando tiene que abandonar el objeto amado sin haber obtenido satisfacción libidinal. En la melancolía el conflicto se genera en una ambivalencia amor-odio, en la que triunfa el odio y el paciente percibe que no puede amar. Luego proyecta al exterior este sentimiento y permuta en la idea de ser odiado por los demás por una insuficiencia. Emerge así un deseo de venganza que genera culpa y autorreproches por lo que el odio se ocultará. La culpa contiene el cumplimiento de un deseo: el deseo reprimido de ser un criminal. Interesante conclusión, que concuerda con el lugar en el que se sitúan los melancólicos o los delincuentes, como veremos más adelante.

En «Un breve estudio de la evolución de la libido, considerada a la luz de los trastornos mentales»[100], publicado en 1924,

---

99. ABRAHAM, K.: *Preliminares a la investigación de la locura maníaco-depresiva* (1911), en *Obras completas,* Barcelona, RBA, 2004.

100. ABRAHAM, K.: *Contribuciones a la teoría de la libido,* Buenos Aires, Hormé, 1985.

Abraham continúa la investigación sobre la melancolía y destaca algunos rasgos característicos en los intervalos libres de síntomas depresivos como son la tendencia al orden y pulcritud, terquedad, condescendencia y excesiva bondad, tacañería, avaricia y tendencia al ahorro, aunque el rasgo que más repite —y Freud también— es la incapacidad para amar[101]. Cabe destacar una afirmación de Abraham bastante sugerente: «tanto la neurosis obsesiva como la melancolía son enfermedades procedentes de la misma formación de carácter»[102].

Abraham destaca el sadismo como expresión del odio y agresividad contra el objeto y contra sí mismo basándose en haber encontrado «demasiada violencia y criminalidad». Se reafirma en la importancia de su intensidad considerando que debería recalcarse más la analidad y el sadismo, a diferencia de Freud que se centró más en la oralidad. Este odio y sadismo impediría desarrollar la capacidad de amar y de esta incapacidad derivaría la depresión. Los autorreproches —así como la inhibición motora y el atormentar a su entorno— indicarían emociones hostiles reprimidas que se abrirían paso de manera desbocada en la fase maníaca. La manía aparece,

...cuando la represión no puede resistir más el asalto de los impulsos reprimidos y el componente sádico es liberado de

---

101. Estos rasgos coinciden en parte con los hallados por Tellenbach. Los dos autores también estudiaron pacientes melancólicos en fases asintomáticas, aunque los pacientes de Abraham eran maníaco-depresivos y los de Tellenbach depresivos monopolares.

102. M. FERRÁNDEZ PAYO, citando a Abraham (1924). «Abraham y la melancolía: la teoría biológica», *Aperturas psicoanalíticas*, nº 28, 2008, https://bit.ly/2Dvhm2Y.

sus grilletes y se produce a eliminación de las inhibiciones y la libido positiva y la negativa (amor —odio, deseos eróticos— hostilidad agresiva) surgen a la conciencia con igual fuerza retornando a una época en la que los impulsos no habían sucumbido a la represión[103].

Uno de los factores causales de la melancolía más destacados para Abraham son las sucesivas decepciones infantiles primarias.

Experiencias traumáticas de carácter penoso, a las que quedarán ligados los intentos reiterados por obtener el amor de una persona y una primera decepción afectiva importante antes de que los deseos edípicos infantiles hayan sido superados, así se establecerá una asociación permanente entre el complejo de Edipo y la etapa oral canibalística[104].

En las futuras fases depresivas habrá una repetición en el adulto de la decepción primaria. En la melancolía la hostilidad hacia el objeto suprime el amor que siente por él. De esta forma no puede evitar dirigirla contra sí y decide abandonar al objeto. En el momento de la aparición de la descompensación el paciente depresivo habrá roto por completo con el objeto.

Freud y Abraham coincidieron en algunos de sus planteamientos sobre la melancolía, pero también se distanciaron en otros, como la importancia que dio Abraham al sadismo y la explicación de la manía. En el trabajo de

103. *Ibídem*.
104. *Ibídem*.

1924, Abraham hace un despliegue muy notable de su investigación sobre la melancolía. Su obra e influencia en el modelo kleiniano y en el modelo de las relaciones objetales es incuestionable.

Melanie Klein (1882–1960)

Lo más significativo de su obra señala cómo el modelo de las posiciones denota gran interés para la conceptualización de los cuadros melancólicos y depresivos. El concepto de posición depresiva y la interiorización de objetos «buenos» y «malos» y sus estudios sobre la psicosis maníaco-depresiva serán los puntos que nos interesa desarrollar. Estos conceptos fueron introducidos por Klein en 1934 en su trabajo *Una contribución a la psicogénesis de los estados maníaco-depresivos*, y pocos años después escribe *El duelo y su relación con los estados maníaco-depresivos*.

La primera posición psíquica que adopta el bebé es la posición esquizoparanoide,

> De esta relación con los objetos parciales y de su evacuación con las heces, surge en este estadio la naturaleza fantástica y fuera de la realidad de la relación del niño con todas las otras cosas: partes de su propio cuerpo y personas y cosas de su alrededor, que al principio se perciben confusamente. El mundo de los objetos del niño en los primeros dos o tres meses de su vida puede ser descrito como formado en partes y porciones del mundo real que son hostiles y perseguidoras, o bien gratificadoras y benéficas. No pasa mucho tiempo

antes de que el niño perciba más y más todo el cuerpo de la madre, y estas percepciones más realistas se extienden al mundo que está más allá de la madre. El hecho de que una buena relación con la madre y con el mundo externo ayuda al niño a vencer sus tempranas ansiedades paranoides arroja una nueva luz sobre la importancia de las primeras experiencias. En los primeros meses de su vida el niño pasa por ansiedades paranoides relacionadas con los pechos «malos» frustradores, que se toman como perseguidores externos internalizados.

Desde su comienzo el análisis ha acentuado siempre la importancia de las primeras experiencias del niño, pero me parece que solamente desde que tenemos más conocimientos de la naturaleza y contenido de sus primeras ansiedades, y del continuo juego recíproco entre sus experiencias reales y su vida de fantasía, es que podemos comprender ampliamente por qué el factor externo es tan importante[105].

La posición depresiva es el segundo periodo evolutivo en el desarrollo y la superación o no de esta puede establecer una diferencia esencial en la elaboración de los duelos o pérdidas futuras. La define como una relación de objeto consecutivo a la posición esquizoparanoide que se da entre el cuarto mes y el primer año de vida del bebé humano.

Cuando el niño comienza a ver a la madre como ser total, sus fantasías y sentimientos sádicos, especialmente los canibalísticos, están en su punto culminante. Al mismo

---

105. KLEIN, M.: *Una contribución a la psicogénesis de los estados maníaco-depresivos* (1935), en *Obras completas,* Buenos Aires, Paidós, 1974, p. 25.

tiempo experimenta un cambio en su actitud emocional hacia la madre. La fijación libidinal del niño al seno se transforma en sentimiento hacia ella como persona. De este modo se experimentan sentimientos de naturaleza destructiva y amorosa hacia uno y el mismo objeto, y esto da lugar a profundos y conmovedores conflictos en la mente del niño. En el curso normal de los acontecimientos, el yo se enfrenta en este punto de su desarrollo —más o menos entre los cuatro o cinco meses— con la necesidad de reconocer en cierto grado la realidad psíquica así como la externa. De este modo tiene que darse cuenta de que el objeto amado es al mismo tiempo el odiado[106].

En 1940 escribe al respecto:

...el niño experimenta sentimientos depresivos que llegan a su culminación antes, durante y después del destete. Este es un estado mental en el niño que denomino «posición depresiva» y sugiero que es una melancolía en *statu nascendi*. El objeto del duelo es el pecho de la madre y todo lo que el pecho y la leche han llegado a ser en la mente del niño: amor, bondad y seguridad. El niño siente que ha perdido todo esto y que esta pérdida es el resultado de su incontrolable voracidad y de sus propias fantasías e impulsos destructivos contra el pecho de la madre. Otros dolores en relación con esta pérdida inminente (en este momento de ambos padres) surge de la situación edípica que se instala tan tempranamente y que está tan íntimamente relacionada con las frustraciones del pecho que en sus comienzos está dominada por impulsos y temores

---

106. *Ibídem.*

orales. El circulo de los objetos amados que son atacados en la fantasía y cuya pérdida por lo tanto se teme, se amplía debido a la relación ambivalente del niño con sus hermanos y hermanas. La agresión fantaseada contra hermanos y hermanas a los que se ataca en el interior del cuerpo de la madre hacen también surgir sentimientos de culpa y pérdida. El dolor y la preocupación por la pérdida temida de los «objetos buenos», es decir, la posición depresiva, es, según mi experiencia, la fuente más profunda de los conflictos dolorosos en la situación edípica, así como en las relaciones de todo niño con su medio ambiente general[107].

En la posición depresiva el bebé ya puede percibir a la madre como un objeto total y no escindido y puede integrar las pulsiones libidinales y hostiles, los objetos buenos y malos, en un mismo objeto. Aparece la angustia depresiva (de pérdida) como prototipo principal de ansiedad con un sentido muy importante: siente un peligro fantaseado de destruir y perder al objeto-madre a consecuencia de los sentimientos sádicos, hostiles y de odio del bebé hacia ella.

Propongo usar para estos sentimientos de pena e inquietud por los objetos amados, para los temores de perderlos y el ansia de reconquistarlos, una palabra simple, derivada del lenguaje diario, «penar» (*pining*) por los objetos amados. En resumen, la persecución (por los objetos «malos») y las defensas características contra ella, por una parte, y el penar

107. KLEIN, M.: *El duelo y su relación con los estados maníaco-depresivos* (1940), en *Obras completas*, p. 2, Bibliotecas de Psicoanálisis, https://bit.ly/2H53kqW.

por los objetos amados («buenos»), por la otra, constituye la posición depresiva[108].

La angustia se combate con defensas maníacas, más arcaicas y cercanas a las defensas de la posición paranoide, o con defensas más sanas y elaboradas como la reparación y la inhibición de la agresividad. Derivado de estas fuerzas y dinámicas se puede entender bien la culpa, tan presente en las relaciones humanas, en los duelos y magnificada patológicamente en la melancolía.

La fase depresiva se supera cuando el bebé incorpora/introyecta al objeto amado de forma estable y aseguradora.

Como Abraham, Klein destaca aún más el papel de la ambivalencia y del odio. Si el bebé al nacer es un ser desorganizado, caótico, donde predomina el estímulo sin procesar causante de displacer, agresividad y odio, son los sentimientos de amor los que amansan a este ser y organizan el caos. Aquí se muestra el amor como organizador y se pone énfasis en su papel. Klein parte del hecho que el yo ya está formado desde el nacimiento —a diferencia de la doctrina freudiana—, aunque no desarrollado.

Las implicaciones teóricas de esta premisa son muy importantes. Klein da mucho valor a las interacciones madre-bebé en estos primeros momentos de vida. Es importante tener en cuenta que esta interacción es recíproca y que el bebé juega un papel activo y no pasivo. Así evitaremos caer en el «determinismo parental», es decir, lo que hagan o no hagan los padres determina todo el futuro psíquico del ser,

---

108. *Ídem,* p. 5.

sin tener en cuenta que lo que puedan ofrecer los padres, incluso el amor, el bebé lo puede rechazar.

Según el modelo kleiniano, la melancolía se produciría al no poder superar la posición depresiva. No se podría incorporar al ser el objeto amado de manera estable y segura, lo que dificulta la separación y diferenciación de éste. Las pérdidas reactualizan esta posición a la que el paciente regresa por no poder dar una respuesta más elaborada y neurótica.

Es muy significativo el papel que juegan las experiencias de cuidado y amor en esos primeros años preedípicos y la influencia en la internalización de sentimientos de seguridad. Klein les otorga suma importancia.

Por otra parte, una cierta cantidad de acontecimientos displacientes son importantes en el juicio de realidad, si el niño, venciéndolas, siente que puede retener sus objetos, así como el amor de ellos y el suyo por ellos, y así preservar o restablecer la vida interna y la armonía frente a peligros. Todas las alegrías que el niño vive a través de su relación con la madre son pruebas para él de que los objetos amados, dentro y fuera de su cuerpo, no están dañados y no se transformarán en personas vengadoras. El aumento de amor y confianza y la disminución de los temores a través de experiencias felices, ayuda al niño paso a paso a vencer su depresión y sentimiento de pérdida (duelo). Lo capacitan para probar su realidad interior por medio de la realidad externa. Al ser amado y a través de la alegría y comodidad que experimenta en la relación con el mundo, se fortalece su confianza en su propia bondad, así como en la de las personas que lo rodean, aumenta su esperanza de que los objetos buenos y su propio yo puedan salvarse y preservarse, y disminuye al mismo tiempo su ambivalencia y sus temores a la destrucción del mundo interno. Las experiencias desagradables y la falta de experiencias gratas, en el niño pequeño, especialmente la falta de alegría y contacto íntimo con los seres amados aumenta la ambivalencia, disminuye la confianza y la esperanza y confirma sus ansiedades sobre la aniquilación interna y la persecución externa; además, lentifica y a veces detiene permanentemente el proceso beneficioso a través del cual, a la larga, se logra una seguridad[109].

René Spitz (1887–1974)

En 1945, Spitz describió la depresión anaclítica, como la reacción del bebé ante la privación materna o cuidados amorosos en el sexto-noveno mes de vida y después de un periodo de cuidados previos adecuados. Hizo una observación directa en los orfanatos llenos de niños tras la Segunda Guerra Mundial.

Desarrollaban una progresiva desvitalización; al principio reaccionaban con rabia y buscaban el apego del cuidador. Posteriormente se iban aislando del ambiente, eran menos reactivos, pasaban la mayor parte del tiempo acostados, el rostro se ponía rígido y fláccido como a los viejos, hasta llegar a una detención del desarrollo, dejaban de alimentarse y algunos morían de desnutrición si persistía la privación. Si esta permanecía más de cinco meses los efectos eran irreversibles[110].

---

109. *Ibídem.*
110. SPITZ, R. y WOLF, K. M.: «Anaclitic depression; an inquiry into the

Hay que puntualizar que las necesidades de supervivencia (alimentación, higiene...) estaban cubiertas.

La investigación de Spitz, simplemente observacional y nada especulativa, muestra, sin lugar a duda, lo ya apuntado y sospechado con anterioridad por distintos autores: la necesidad de amor, libido y deseo, para un adecuado desarrollo psíquico y también vital. En el primer año de vida esa necesidad se hace más patente y fundamental si cabe y todos los sucesos que puedan influir en este aspecto —pérdidas de amor— pueden influir sobre el futuro psíquico del ser.

Los hallazgos de Spitz causaron un impacto tan grande que, a partir de sus descubrimientos, los orfanatos e instituciones que se encargaban de niños cambiaron su forma de proceder, y procuraron las necesidades afectivas que antes faltaban.

Jacques Lacan (1901-1981)

A fin de hacer una lectura lacaniana de la melancolía conviene revisar los conceptos más destacados de su obra: el estadio del espejo, el deseo y el goce, identificación y objeto *a* y forclusión y estructura melancólica.

Estadio del espejo

Ese periodo evolutivo que forma el yo (*moi*), y que le da unidad e integridad, coincide con el narcisismo primario freudiano. Estamos en el registro imaginario, y es a través de esa imagen virtual cuando el yo se construye. Esa imagen

---

genesis of psychiatric conditions in early childhood, II», *The Psychoanalytic Study of the Child*, 2, 1946, https://bit.ly/2EjLA83, pp. 313-342.

es prestada y señalada por el Otro[111]. En la comunicación presentada en el Congreso Internacional de Psicoanálisis de 1949 en Zúrich, Lacan dice:

> El hecho de que su imagen especular sea asumida de modo jubiloso por el ser sumido todavía en la impotencia motriz y la dependencia de la lactancia que es el hombrecito en ese estadio infans, nos parecerá por lo tanto que manifiesta, en una situación ejemplar, la matriz simbólica en la que el yo [je] se precipita en una forma primordial, antes de objetivarse en la dialéctica de la identificación con el otro y antes de que el lenguaje le restituya en lo universal su función de sujeto[112].

Continúa:

> Esta forma por lo demás debería más bien designarse como yo-ideal, si quisiéramos hacerla entrar en un registro conocido, en el sentido de que será también el tronco de las identificaciones secundarias, cuyas funciones de normalización libidinal reconocemos bajo ese término[113].

---

111. A partir de 1955, Lacan diferencia «Otro» con mayúscula (*Autre*) de «otro» (*autre*), yendo más allá del sentido de alteridad. «Otro» se diferencia del «otro» semejante, el del espejo, el «otro objeto». Sujeto y Otro se dialectizan. El «Otro» es sujeto en falta que ha pasado por la castración. Sujeto del inconsciente y del lenguaje que ha encarnado lo simbólico, ha perdido goce y se convierte así en sujeto del deseo. El «Otro», al hablar, ya dice algo de su ser inconsciente cuando se le escapa por la boca (en forma de lapsus) una palabra que dice de su deseo.

112. LACAN, J.: «El estadio del espejo como formador de función del yo» (1949), *Escritos I, op. cit.*, p. 100.

113. *Ibídem*.

En el Seminario 10, Lacan desarrolla la teorización sobre el objeto *a* y postula algo muy interesante al integrar el asunto del estadio del espejo. Sostiene que el objeto *a* solo puede convertirse en objeto del deseo del Otro cuando se le envuelva del erotismo y del brillo narcisista que necesita[114]. El objeto *a* por sí sólo es contingente perdido e incluso desecho[115]. No tiene valor sin la investidura del Otro y como veremos más adelante, es al objeto *a* sin envoltura a lo que se identifica el melancólico. Dice Lacan:

En la pequeña imagen ejemplar, de donde parte la demostración del estadio del espejo, aquel momento de júbilo en el que el niño, captándose en la experiencia inaugural del reconocimiento en el espejo, se asume como totalidad que funciona en cuanto tal en su imagen especular, ¿Acaso no he recordado el movimiento que hace el niño? Ese movimiento tan frecuente, yo diría constante. A saber, se vuelve hacia quien lo sostiene, que se encuentra ahí detrás. Si nos esforzamos en reconstruir el sentido de ese momento, diremos que, con ese movimiento de giro de cabeza que se vuelve hacia el adulto como para apelar a su asentimiento y luego se vuelve de nuevo hacia la imagen, parece pedir a quien

---

114. *i* (*a*) es nominada por Lacan como imagen especular, en el sentido de «ser imagen-soporte que es el equivalente del deseo del Otro», en J. LACAN, *El Seminario. Libro 10. La angustia* (1963), Barcelona, Paidós. 2006, pp. 33-34.

115. Durante las etapas del desarrollo libidinal, este objeto irá cambiando: pecho materno, heces, pene... y se irá perdiendo, convirtiéndose en *lo que cae*, dejando un agujero, un vacío, que deberá simbolizarse posteriormente como falta-en-ser, ser castrado.

lo sostiene —y que representa aquí al Otro con mayúscula— que ratifique el valor de esa imagen[116].

Lacan decía que lo menos soportable para el ser humano es la falta de reconocimiento por parte del Otro[117], el verse ninguneado, pasado por alto, en definitiva, ser invisible para el Otro. El melancólico siente de forma literal y descarnada ser ese grano de arena en el desierto, en algunos casos hasta el punto nihilista de negar su existencia. Otras veces la imagen que devuelve el espejo es una imagen detestable, indigna, cargada de aspectos negativos y deplorables. La mirada del Otro inyecta de manera inconsciente esa carga de aversión con que el yo se mira. Hay algo de esto que conecta con la anorexia, como veremos más adelante.

Es en el estadio del espejo donde se ubica la patogénesis de la psicosis. En la esquizofrenia, el espejo no opera, por lo que esos límite imaginarios se difuminan y desorganizan, y provocan una invasión de lo real en el ser del paciente. La imagen que devuelve el espejo es una imagen fragmentada. En la melancolía, esos límites no están tan desintegrados y la imagen no está fragmentada; más bien parece que los límites marcan una desproporción espacio-temporal en el ser melancólico. La imagen que devuelve el espejo está empequeñecida. El deseo del Otro no es suficiente para

---

116. LACAN, J.: *El Seminario. Libro 10. La angustia* (1963), *op. cit.*, p. 42.

117. En el *Seminario 10*, Lacan lo articula con estas palabras: «...el sujeto tiene necesidad del Otro para que le reconozca, para recibir del Otro ese reconocimiento... ¿Qué significa esto? Que el Otro instaura algo designado como *a*, que es de lo que se trata en el plano de aquello que desea. Al exigir ser reconocido, allí donde soy reconocido, no soy reconocido sino como objeto» LACAN, J.: *El Seminario. Libro 10. La angustia, op. cit.*, p. 33.

proporcionar el baño de vitalidad que el yo necesita. La imagen es un punto infinitamente pequeño, tanto que a veces es invisible para el Otro.

La desproporción temporo-espacial del yo se torna enorme e ilimitada en la manía. El punto se convierte en un espacio sin límites, infinito, que no deja espacio a su alrededor, que aparta y destruye todo a su paso. Pero la manía no es la esencia del melancólico ni su contrario, más bien parece una respuesta, un estallido para librarse de la opresión a la que ha estado sometido el yo.

El melancólico regresa a este estadio temprano (del espejo) ya que no puede dar una respuesta desde el registro simbólico a lo que tenga que ver con la pérdida. Pero regresa a ese yo frágil, pequeño y desechable, y lo real de la pulsión asalta al yo con su carga mortífera y cruel ya que el registro imaginario tampoco puede sostener al sujeto[118] durante los periodos depresivos, aunque sí lo hace en los periodos intercrisis. Periódica y repetidamente, hasta que la muerte acuda al rescate.

El deseo y el goce

La naturaleza del deseo es triste. Los deseos se consumen y concluyen. La finitud es aliada de la tristeza...el deseo se encuentra obligado a aceptar el carácter incompleto de la

---

118. Podemos hablar de sujeto cuando ha operado la castración, cuando el otro (con minúscula) semejante, el del espejo, se convierte en el Otro (con mayúscula) y así, sujeto en falta y Otro en falta ganan el deseo a cambio. En la melancolía, no ha operado esta castración y se fija a ese estadio donde se identifica al objeto perdido, al objeto *a* (no olvidemos que *a* viene de *autre,* otro en francés).

satisfacción...el deseo es triste porque se nutre de lo que le falta o sobra [...] haga lo que haga el deseo nunca logra su objetivo[119].

Hablamos de las estructuras neuróticas, ya que las psicóticas estarían excluidas del registro del deseo. Así, los neuróticos pueden dolerse, elaborar el duelo y reparar el objeto amado y perdido.

Lacan articula el deseo con la falta, una ausencia, que polariza el deseo hacia el Otro:

> En ese lugar, *i* (*a*), en el lugar del Otro, se perfila una imagen tan solo reflejada de nosotros mismos. Está autentificada por el Otro, pero es ya problemática, incluso falaz. Esta imagen se caracteriza por una falta —o sea lo que en ella se evoca no puede aparecer ahí—. Dicha imagen orienta y polariza el deseo. Tiene para él una función de captación. En ella el deseo, no solo está velado, sino puesto esencialmente en relación con una ausencia[120].

Esta falta en ser, ese sujeto barrado, ese sujeto en falta, es el resultado de la salida del Edipo en los neuróticos, con la renuncia a la omnipotencia y la posibilidad de desear a cambio:

> Aquello ante lo que recula el neurótico no es la castración, sino que hace de su castración lo que le falta al Otro. Hace de su castración algo positivo[121].

En este sentido es el exceso, el exceso de presencia, lo que

---

119. COLINA, F.: *Deseo sobre deseo,* Valladolid, Cuatro, 2006, pp. 21-22.
120. LACAN, J.: *El Seminario. Libro 10. La angustia, op. cit.,* p. 55.
121. *Ídem,* p. 56.

tapona y limita al deseo y en consecuencia el exceso es fuente de angustia.

> Lo que provoca la angustia es lo que nos anuncia [...] La posibilidad de la ausencia, es la seguridad de la presencia. Lo más angustiante para el niño se produce precisamente, cuando la relación sobre la cual él se instituye, la de la falta que produce deseo, es perturbada, y ésta es perturbada al máximo cuando no hay posibilidad de falta, cuando tiene a la madre siempre encima, limpiándole el culo...[122]

El deseo tiene que ver con la pérdida y su sustitución. Se desea cuando a alguien le falta algo para completarse, pero al melancólico no le falta nada porque está en la completud. El deseo en las estructuras psicóticas no existe como tal. El deseo del Otro se sustituye, en el paranoico, por el delirio de persecución. En los melancólicos, cuando deliran y en los casos más graves, los delirios no muestran temáticas persecutorias sino temáticas de pérdida: de la salud con delirios hipocondriacos (llegan a perder los órganos), de la economía con los delirios de ruina y de la propia valoración moral con delirios de insignificancia y culpa. Podemos entrever la absoluta alienación que sufre lo perdido y, por tanto, la falta de simbolización. La castración no ha operado y el ser deseante ha sido obturado por un exceso de presencia, presencia de nada, de lo perdido, lleno de vacío.

En el melancólico el deseo suele ser sustituido por la actividad; los cambios de ritmo y actividad suelen ser un

---

122. *Ídem*, p. 64.

factor precipitante de recaídas. En periodos de inactividad el melancólico se desvitaliza, pierde energía. Pero a este suceso, que puede ser un mecanismo de defensa no melancólico, hay que añadir el sentido que éste da a la actividad: hacer las cosas siempre como un deber. Así se sienten bien. No son capaces de hacer las cosas porque se desean —ya que no saben mucho del deseo— sino porque deben hacerlas para no crear deudas. Así, muchos melancólicos se parapetan en un trabajo diario con ritmo frenético y horarios desorbitados sin caer en la depresión. Se deprimen precisamente en periodos de tranquilidad y ritmo lento[123]. Si el motor del neurótico es el deseo, el motor del melancólico puede ser la actividad, marcada por un ritmo alto (en el polo maníaco puede haber un frenesí de actividad) para evitar detenerse; porque la naturaleza del melancólico es esa: detenerse, quedarse rezagado, en la inermidad y eternidad perpetua.

Si el melancólico está fuera del registro del deseo, el registro donde se mueve es el del goce[124], con su repetición circular de carácter mortífero. Es el lugar de la pulsión de muerte, o simplemente pulsión —Freud sospechó que la

---

123. En 1951, el psiquiatra alemán Schulte describe las «depresiones por descarga», en las que los pacientes se deprimían cuando había un alivio de la carga en el registro laboral o en conflictos interpersonales. Sin embargo, la sobrecarga les protegía de la depresión. Esta depresión era considerada de cuño endógeno. *Cf.* W. SCHULTE, «Die Entlastungssituation als Wetterwinkel für Pathogenese und Manifestierung neurologischer und psychiatrischer Krankheiten», *Nervenarzt*, 1951, 22, pp. 140-149.

124. Lacan deduce el concepto de goce de su comentario sobre *El malestar de la cultura* de Freud en el Seminario 7 (1959-1960). Más tarde, a partir del texto de Freud *Más allá del principio del placer,* Lacan articula el goce con la repetición y el displacer. Lacan dio mucha importancia a la relación del goce con lo prohibido y la doble función del superyó que prohíbe y por otro lado actúa como imperativo categórico que obliga a gozar. Ver J. LACAN, El *Seminario. Libro 7. La ética del psicoanálisis,* Buenos Aires, Paidós, 1988.

pulsión no se dialectizaba en pulsión de vida y pulsión de muerte, sino solo en pulsión con su carácter inconsciente—, con la tendencia a descargarse y no ser accesible a la palabra. «La meta de toda vida es la muerte»[125], termina diciendo Freud en *Más allá del principio del placer*. La naturaleza del goce se ve impregnada por esa tendencia de llegar y satisfacer su objetivo de forma directa y rápida: el estado de reposo absoluto que es la muerte.

A veces, el melancólico obtiene ese goce de la forma más descarnada: en el paso al acto suicida, sin camuflajes, puro acto de destrucción; los intentos de suicidios casi siempre consiguen su finalidad, son violentos y crueles, ahorcamientos, precipitaciones... Lo más violento quizá no sea el hecho en sí, más bien nos inquieta el poco cuidado para con el Otro. Hace unos años, en las noticias, nos impactó el suicidio de una mujer tailandesa que se arrojó al lago de un zoológico lleno de cocodrilos. Acto cruel, con un componente exhibicionista, narcisista y con claras connotaciones orales.

El goce se manifiesta con mayor frecuencia en el síntoma quizá más específico de la melancolía: el autorreproche. En las fases depresivas, debajo del autorreproche repetitivo y torturante se sospecha y desvela el goce latente. Un masoquismo aparente que muestra también su cara sádica, si pensamos que el lamento melancólico no solo lo sufre el paciente. Los familiares se desesperan, sufren con él y hagan lo que hagan no pueden transmitirle consuelo. El Otro está ausente o demasiado presente y asiste impotente al sufrimiento hermético y autista de la tristeza melancólica.

---

125. FREUD, S.: *Más allá del principio del placer, op. cit.*, p. 2526.

El melancólico entona el *mea culpa* de una forma gozosa y doliente para él y los que le rodean.

En las fases maníacas también se observa el goce con un desenfreno pulsional sin límites, también destructivo en muchas ocasiones para el Otro que quiere poner límites: situaciones de agitación violenta, ruinas económicas por proyectos megalomaníacos, separaciones, divorcios. Goce enloquecedor, nunca mejor dicho.

Identificación y objeto a

Lacan conceptualiza el objeto *a* (*petit a*) a lo largo de su obra[126]. Al principio lo considera como objeto causa el deseo. Con posterioridad, considera que el objeto *a* es lo que cae, el resto[127], lo que se pierde después de la operación significante sobre *la cosa*[128] y que nunca volverá a encontrarse (perdido). En este sentido es un objeto mítico, que se ubica en los orígenes y es lo que falta para alcanzar la completud y la omnipotencia. Es lo que nos recuerda que estamos castrados, en falta. Es un objeto que se recorta, un agujero, y coincide

---

126. En el Seminario 5 (1957-1958), lo designa como pequeño otro (*petit autre*), lo parecido, en tanto que objeto erótico y que es una falta lo que le convierte en objeto causa de deseo. *Cf.* J. LACAN, *El Seminario. Libro 5. Las formaciones del inconsciente* (1957-1958), Buenos Aires, Paidós, 1988.

127. En el proceso de subjetivación, en el encuentro con el Otro, se produce ese resto como *saldo real e irreductible,* y es previo a la constitución del sujeto. *Cf.* J. LACAN, *El Seminario. Libro 10, La angustia, op. cit.,* p. 175.

128. En 1885 Freud establece el término «la cosa» en *Proyecto de psicología para neurólogos.* Luego, Lacan lo desarrolla en *El Seminario. Libro 7, La ética del psicoanálisis* (1959-60). «La cosa, sinónimo de objeto perdido, da la razón del deseo y subsiste como marca de nostalgia de reencuentros imposibles» (el pecho materno). DE MIJOLLA, A. (Dir.): *Diccionario internacional de psicoanálisis*, Madrid, Akal, 2007, p. 307.

a nivel evolutivo con los objetos parciales que se van perdiendo: el pecho materno, las heces, lo escópico (mirada) y la voz[129]. Aunque algunos autores hicieron la equivalencia con el objeto perdido, Lacan lo consideró como un objeto dual, identificado, por un lado, con el objeto perdido, y por otro, con el objeto causa del deseo. Su doble vertiente lo dualiza en una parte vital y con otra triste (pérdida).

El melancólico, en un mecanismo incorporativo global, «se come el objeto *a*» y se identifica con éste de forma masiva. Encarnaría —como diría Freud— el yo ideal, omnipotente e infantil; podemos equiparar al estado maníaco como ese yo ideal incontenible. No funciona el registro simbólico en el que el ideal del yo tendería a la completud sin alcanzarla nunca. Se explica así el registro tan dicotómico y ambivalente de los melancólicos y la excesiva idealización/denigración de sí mismo y del Otro. Si no encarnan el yo ideal, son un desecho. En las fases depresivas, ese sujeto identificado totalmente con el objeto está vaciado, desvitalizado y deslibinidizado.

Cuando al final del Seminario 10 Lacan habla de la melancolía y del ciclo manía-melancolía describe que, en este ciclo, a diferencia del que se cumple en el del duelo-deseo, «no hay función de objeto *a*, sino identificación al objeto *a* como desecho o resto. Manifestación de que la pulsión no ha sido procesada por el fantasma y ésta fracasa como sostén del deseo»[130].

---

129. En el Seminario 6 (1958-1959), Lacan designa por *a* la parte del cuerpo cedida en sacrificio simbólico. Más adelante, en el Seminario 10 (1962-1963), en el capítulo de «Las cinco formas del objeto *a*», Lacan, en relación con orificios del cuerpo, lo hace equivaler con las pulsiones parciales y *a es lo que cae* como resto. Ver J. LACAN, *El Seminario. Libro 10, La angustia, op. cit.*, pp. 231-351.

130. LACAN, J.: *El Seminario. Libro 10, La angustia, op. cit.* p. 363.

Lacan habla «del carácter profundamente alienado de los suicidios melancólicos»[131] y como atraviesan su propia imagen para poder aprehender al objeto perdido:

...la identificación con la nada (*le rien*) de los melancólicos como una identificación con lo que no pertenecería al registro especular, y que explicaría la forma frecuente de los suicidios melancólicos por defenestración[132].

En 1973 Lacan se referirá a la melancolía y a la manía, que describe como una cobardía moral:

...ser desecho del inconsciente [...] es el retorno en lo real de lo que es rechazado, del lenguaje; es por la excitación maníaca que ese retorno se hace mortal». El suicidio lo sitúa «como acto que deriva del prejuicio de no saber nada [...] en el horizonte de rechazo del inconsciente, manía y melancolía se nos presentan como dos figuras de lo mismo; el pasaje al acto melancólico se junta con la dispersión maníaca del sujeto en lalengua[133].

En la verborrea del maníaco se observa como el lenguaje pierde su función simbólica y se establece una asociación de palabras por asonancia y ese retorno del lenguaje en lo real del que hablaba Lacan. Pura metonimia de significantes sin sentido.

En *Kant con Sade*[134], Lacan indica que el dolor de existir

---

131. *Ibídem.*
132. *Ibídem.*
133. LACAN, J.: *Televisión* (1973), https://bit.ly/2T1SY29.
134. LACAN, J.: «Kant con Sade» (1962), *Escritos II*, México DF, Siglo XXI, 1984.

en la melancolía se encuentra en estado puro y es producto de la ausencia del significante fálico. La falta no se puede simbolizar y se absolutiza, como veremos más adelante.

Forclusión y estructura melancólica

El mecanismo de forclusión[135] que opera en las psicosis niega y expulsa el inconsciente. Eso que fue rechazado luego retorna en lo real. Es un rechazo radical, una escisión intensa que lo diferencia del mecanismo de represión neurótico. En la psicosis esquizofrénica lo rechazado vuelve como alucinación y autorreferencia.

En la melancolía, la pérdida no se ha simbolizado sino que se ha forcluido. En las neurosis, la tramitación y simbolización del objeto perdido hace que éste se convierta en falta, falta-en-ser, castración simbólica de la omnipotencia.

Hay entonces una falla estructural y la operación paterna permite leerla, interpretarla como pérdida, como falta. Es decir, que la pérdida ya es una traducción de esa falla estructural. Proponemos entonces que en la melancolía, por

---

135. Lacan tradujo con la palabra «forclusión», el término *Verwerfung*, traducido como rechazo o repudio, que Freud introdujo junto a la renegación —*Verneinung*— y la represión —*Verdrängung*— como mecanismos de defensa. Estos tres mecanismos, tendrán su equivalente en la división de las tres estructuras psicopatológicas concebidas por Lacan: la neurosis (mecanismo de represión), la perversión (mecanismo de renegación o desmentida) y psicosis (mecanismo de forclusión). «La forclusión rechaza la inscripción en la cadena significante. Lacan ve en la forclusión del Nombre-del-Padre el mecanismo que genera la psicosis. Cuando el sujeto interpela al padre para garantizar la Ley que en el Otro le proporciona su lugar al tiempo que su deseo, no encuentra más que el eco de un vacío que desencadena la cascada de metáforas delirantes». *Diccionario internacional de psicoanálisis, op. cit.*, p. 520.

la no inscripción del Nombre-del-Padre, no se produce la inscripción del objeto *a* como perdido, como instauración del corte y de la falta. Esa falla estructural no se traduce en términos de pérdida y falta, tal como la castración la inscribe en la neurosis [...] Es esa forclusión del estatuto del objeto *a* como perdido, como falta, la que nos permitiría explicar el hecho de la imposibilidad de abordar una pérdida en la melancolía[136].

En la melancolía la pérdida vuelve en lo real como autorreproche por estar en falta. El matiz importante es que dicho autorreproche adquiere características formales de imperativo categórico dirigido al sujeto melancólico. No es tan importante el contenido del autorreproche, como sostiene Colette Soler (contenido denigrante o humillatorio), sino la forma, que es lo que le ubica en el terreno de las psicosis; la voz del superyó aplasta y humilla al yo. Siguiendo a Soler, en la melancolía se absolutiza la pérdida:

La instancia de la sola pérdida se desencadena y se absolutiza [...] lo que retorna en lo real es la castración forcluida [...] Lo que la melancolía acentúa de forma exclusiva es el retorno en lo real del filo mortal del lenguaje [...] al absolutizar la instancia de la muerte[137].

136. SURMANI, F.: «Melancolía: Objeto *a* y pérdida». VII Congreso Internacional de Investigación y Práctica Profesional en Psicología. XXII Jornadas de Investigación Décimo Encuentro de Investigadores en Psicología del MERCOSUR, Facultad de Psicología–UBA, Buenos Aires, 2015, p. 617, https://bit.ly/2XJbBXs.
137. SOLER, C.: «Pérdida y culpa en la melancolía» (1989), *Estudios sobre la psicosis*, Buenos Aires, Manantial, 1991, p. 36.

Perder algo significa perder todo, incluso a sí mismo y de ahí parte la indignidad de no ser nada ni nadie. El melancólico no tolera estar en falta. Hay una forclusión, un rechazo radical de la pérdida. Y así, «La falta adopta la significación de la culpa»[138]. Soler habla del «delirio de indignidad» y la «mortificación» como característica fundamental de la estructura melancólica. Ese delirio de indignidad es consecuencia inevitable de la culpa por estar en falta.

Las recaídas depresivas pueden desencadenarse en el encuentro con una situación que contenga un sentido de pérdida. Más adelante veremos cómo los momentos de cambio o evolutivos vitales van a tener una significación de pérdida muy marcada, que se convertirán en momentos privilegiados para causar descompensaciones depresivas (maternidad/paternidad, menopausia, jubilación, empezar un trabajo/unos estudios).

En esta línea podemos también ubicar las coordenadas del desencadenamiento. El encuentro con una pérdida confronta al sujeto con esa forclusión inaugural de la pérdida, con la no inscripción del a como falta, y con la imposibilidad consecuente de simbolizar la pérdida producida en la coyuntura del desencadenamiento. Esta forclusión da cuenta también de la posición de resto y su consecuencia clínica en la autodenigración. Aquí el objeto resto no queda como saldo de una operación, donde se escribiera el menos, la falta, sino que permanece como lastre no velado, no articulado con la castración[139].

---

138. *Ibídem.*
139. SURMANI, F.: *op. cit.*, p. 617.

V

Las causas – La transmisión generacional

La herencia – Lo endogámico / Las tres generaciones – El pueblo – El gran trauma / Los desencadenantes – Las etapas madurativas. Los momentos vitales / Aspectos de la transmisión generacional / La transmisión de secretos y duelos familiares / Un violín con historia / El carácter melancólico castellano / La familia tradicional y endogámica: La casa de Bernarda Alba

La herencia – Lo endogámico

La mayoría de los psiquiatras coinciden en afirmar que la melancolía y la psicosis maníaco-depresiva presentan en su etiología una fuerte carga genética y son los cuadros en los que se presentan más antecedentes familiares de trastornos depresivos, suicidios y trastornos mentales diversos, seguidos de la esquizofrenia. También se observan altos índices de casos en zonas rurales y aisladas donde la endogamia se hace más patente.

Se establece, al menos en los trastornos más graves que están en relación con la psicosis/la locura, el modelo más puramente médico de enfermedad con una etiología, una evolución, un pronóstico, un diagnóstico y un tratamiento por lo general farmacológico. Si ya sabemos lo que va a pasar y cómo va a evolucionar el proceso, nos podemos olvidar con más facilidad del sujeto que tenemos delante.

La primera objeción y cuestionamiento es fácil si miramos al paciente con otros ojos: el tremendo reduccionismo del sujeto, ya que se toma a éste por un cuerpo y se trata el déficit o exceso de tal o cual neurotransmisor, muchas veces necesario pero insuficiente. Esto ocurre con preocupante frecuencia en la práctica, prescindiendo incluso del modelo biopsicosocial al que tanto le gusta apelar a la medicina, pero del que luego se desentiende con prisas, ya que lo psicosocial se obvia la mayor parte de las veces. Se borran de un plumazo las dinámicas psíquicas, las elecciones personales, la historia individual, y por supuesto el inconsciente.

Si recurrimos a la escucha médica actual, recogiendo sin más los antecedentes familiares de enfermedad mental, y no nos acercamos a la historia subjetiva que el paciente ha construido sobre sus orígenes, perdemos al sujeto que tenemos delante y tomamos al paciente como un objeto pasivo al que corregimos y modelamos según las guías estandarizadas de tratamiento. Quién sabe si además viene bien para defendernos de la pulsión de muerte tan manifiesta de algunos pacientes graves y que se pone en juego en la transferencia.

Desde el punto de vista psicoanalítico la lectura es diferente. Sin duda hay una transmisión que influye en la psicopatología, pero no es el factor genético biológico el causante de los trastornos, sino los lugares que cada sujeto ocupa en el entramado familiar, las identificaciones poderosas que se dan con un familiar y/o las tragedias sucedidas, los secretos guardados o simplemente un rol asignado al miembro familiar, consciente, o la mayor parte de las veces, inconsciente. Hay una transmisión generacional de una historia que se va construyendo de manera subjetiva entre los miembros familiares. Si no apelamos al sujeto, el determinismo, biológico o psíquico, desahuciará al paciente a un final ya supuesto.

En la melancolía hay una repetición mortífera de identificaciones masivas y globales a un miembro familiar que sufrió alguna tragedia, alguna historia triste. Marcas que filian a veces a esas familias malditas de los pueblos de forma negativa, esos decires tan habituales: «en nuestra familia los varones se mueren de tal o cual enfermedad», «los de la rama materna acaban en el psiquiátrico...». Una filiación que lleva la marca de Tánatos y que determina el imaginario familiar. Pero también en esas familias hay miembros que hacen su vida, que se quitan de encima esa marca negativa. ¿Por qué unos miembros de la familia no padecen ese trastorno? ¿Por qué pueden hacer su vida? ¿Por qué se desmarcan de ese sello familiar? Es importante fijarse bien en ellos, ya que siempre tendemos a poner de relieve lo negativo, el sello de enfermedad. Hay que observar también los indicios de salud y de vida, ya que nos puede dar pistas sobre lo que les está sosteniendo/curando. De hecho, el imaginario de algunas familias viene marcado por lo trágico y funesto, y sólo los hechos luctuosos, lo negativo y la mala suerte adquieren un significado relevante. Los eventos alegres y vitales se sepultan en una especie de goce masoquista y sacrificial para preservar una identidad doliente y pesimista. Agoreros que marcan el negro camino a la descendencia que no se puede quitar la losa que le han impuesto. Incluso en el imaginario popular existen pueblos malditos, donde los habitantes se mueren de raras enfermedades, la maldad anida en los corazones y la vergüenza aísla a sus vecinos del exterior. Nadie para a beber agua de su fuente, no sea que se contagie de su funesta melancolía.

No hay una transmisión al azar de una probabilidad mayor o menor de padecer tal o cual trastorno, sino que hay una elección subjetiva a ocupar un lugar en la historia familiar; un lugar propio y nuevo o un lugar ajeno, que repite de forma mortífera una historia antigua y de otro.

En la historia familiar de bastantes melancólicos, si escuchamos con cuidado, en el decir del paciente y cómo cuenta o le han contado sus ancestros la historia familiar, encontramos algún suceso en conexión con la pérdida y la tramitación de ésta. Pero hay una particularidad: no es una pérdida cualquiera, es una pérdida cuando no toca, a destiempo. Un evento traumático inusual difícil de simbolizar: un accidente, un suicidio, una guerra, una ruina, un desarraigo, un éxodo. Algo que descoloca el orden y hiere de muerte el narcisismo familiar. Al herir este narcisismo el sujeto se siente indigno y el suceso se oculta por vergüenza, y puede generar un secreto familiar (lo no dicho, pero sabido) que tiene en el inconsciente su mejor aliado. Se transmite a las siguientes generaciones un sentimiento de culpa, una deuda pendiente de la que alguien se hace cargo de manera inconsciente y que paga con su propia vida de diversas maneras.

Sin embargo, quizá lo más importante no es la pérdida en sí misma, sino la forma de tramitarla. Si el duelo es la forma neurótica de tramitar la pérdida, en la melancolía la pérdida se tramita de forma narcisista; es decir, no se subjetiva/simboliza porque va en contra de la misma naturaleza del narcisismo, que no puede perder nada, ya que está en la completud y la omnipotencia. Aquí interviene de manera muy significativa la estructura familiar: familias matriarcales/patriarcales, familias muy adheridas entre sus miembros, familias que dicen «ser una piña», con mucha dificultad para diferenciarse e intensa endogamia. Familias con marcas y agujeros sin simbolizar que señalan su identidad de esta forma. Esa dificultad de tramitar las pérdidas y las separaciones se transmite de una generación a otra. Se hereda algo no elaborado, una deuda por saldar, una identificación a algo que es de otro y no se ha podido subjetivar en las generaciones anteriores.

El lugar ocupado, en parte viene dado por el deseo de los padres y la función que el hijo viene a desarrollar en la historia familiar. En la melancolía estos lugares son muy simbióticos, de los que es muy difícil moverse. Una paciente que padeció un episodio depresivo intenso refería como su madre tenía claro lo que quería de ella y para qué vino a este mundo. Iba a ser la hija inseparable que la cuidaría cuando alcanzara la edad de trabajar. La paciente se casó y la madre jamás le perdonó semejante ofensa. La desheredó y la despreció para siempre. La paciente se deprimió cuando hubo un conflicto de herencia con sus hermanos.

En estas familias, que suelen ser de ámbito rural muy ligadas al campo y a la tierra, hay un significante amo —por decirlo así— que tiene mucho que ver con la posesión, los bienes materiales y su valor. Todas las relaciones orbitan alrededor de esta temática principal y los vínculos suelen ser posesivos y cosificantes. No ha lugar para el amor y las generaciones venideras son prolongaciones corporales de la madre con una función de manutención endogámica que no tolera la salida a lo social. Todo queda en casa. De hecho, muchos, cuando se deprimen, tienen la certeza de estar arruinados para siempre y creen que las generaciones posteriores sufrirán las deudas que ellos han dejado. La hemorragia narcisista implica una pérdida económica delirante, aunque en realidad tengan ahorros más que suficientes. La completud está en función de acumular y retener todo lo posible, sea dinero, tierras o hijos. La endogamia en estos casos está muy presente. La tierra es muy cruel y demanda su parte de la deuda. La gente del campo lo sabe y si, además, esa tierra es pobre y yerma, exige mucho más sin haber lugar para los vínculos amorosos. La vida es una cuestión de trabajo sacrificado, arraigo y cierta endogamia, en la que las generaciones venideras no pueden hacer su vida, porque hay una deuda por pagar. La tierra tiene que ver con los orígenes, la prolongación sin corte, la vuelta al paraíso perdido y también donde vuelven los muertos. Lo que da la tierra, luego lo reclama, por lo que genera deudas.

> Porque mi padre tiene algo de hombre triste, de hombre fuera de lugar, de persona con la cabeza en un sitio y el cuerpo en otro [...] contempla la ciudad como si fuera forastero a pesar de llevar allí media vida...desde que salió de allí, del pueblo, se sintió extranjero en todos los sitios donde vivió [...] nunca volvió a hablar de este valle, ni de su pueblo... recordarlos le producía dolor, de ahí que siempre hablara tan poco [...] Pero le comprendo bien, como comprendo su deseo de querer regresar a su pantano, en las montañas en las que aprendió a vivir, para hablar en silencio con sus recuerdos como seguramente hizo durante años...[140]

En algunas zonas rurales se presenta una concentración muy llamativa de casos diagnosticados de psicosis maníaco-depresiva o melancolías recurrentes y en menor medida otras psicosis. Una de las explicaciones más aducidas ha sido la consanguinidad y la endogamia. Hasta que se produjo la gran migración a la ciudad, en los pueblos había y sigue habiendo, un arraigo a la tierra muy intenso. Estaba interiorizada la herencia de la tierra de padres a hijos. Las tierras que labró el padre las labrará el hijo y así sucesivamente. Esa adhesión a la tierra hace que la vida gire en torno a un reducido campo familiar y social. Así lo endogámico se hace presente y el «todo queda en casa» hace difícil la presencia de la ley simbólica paterna y su función de corte. La tierra

---

140. LLAMAZARES, J.: *Distintas formas de mirar el agua,* Madrid, Alfaguara, 2015, p. 100.

encapsula y prolonga la vida sin solución de continuidad y la pérdida se hace dolorosa y muy difícil de simbolizar. Como observamos antes, en la tierra está el origen, lo primigenio y más primitivo del ser, el comienzo de la vida y el final de ésta. La repetición circular dentro de las pequeñas coordenadas de lo endogámico se vuelve mortífera y triste. La pena del desarraigo es inconmensurable y el éxodo a la ciudad produce una melancolía nostálgica enorme.

El pueblo querido: la casa del abuelo, el olor a leña, el río, las bicicletas, los viejos y los niños, el verano, el tiempo parado, el aburrimiento, el huerto, las nanas de la abuela, la iglesia, la orquesta y el baile, los robles y hayedos, el aire, la infancia, la tierra, el pasado, el origen, la madre. La nostalgia: el cuerpo en la ciudad, la cabeza en el pueblo. Los nietos sin el pueblo, donde las generaciones pretéritas hicieron su vida. Pero hay que salir de él e irse, aunque se cambie por asfalto y prisas.

La herencia —viene a decir Recalcati en *El complejo de Telémaco*— no es un movimiento pasivo en el que se transmiten identificaciones y genes, es más bien un movimiento recíproco en el que el padre ofrece algo que el hijo puede o no recoger[141]. Y esa responsabilidad subjetiva,

---

141. Recalcati describe tres formas de heredar. La de derechas, que es la forma pasiva y conservadora, en la que el heredero espera pasivamente el legado de la tradición familiar, sin subjetivar ese legado y repitiendo una historia ya marcada, con un exceso de fidelidad al pasado, momificando así la vida, lo nuevo y el deseo. Un prototipo de esta forma de heredar podría ser la melancolía y lo obsesivo. La forma de heredar de izquierdas, en la que el heredero rompe completamente con su historia familiar y con el pasado, rechaza la deuda simbólica con el Otro, fabricando una especie de Prometeo sin referencias, un culto a la hipermodernidad y a la libertad sin responsabilidad, ya que no hay que rendir cuentas a nadie. El prototipo de esta forma de heredar, puede ser el trastorno límite. Hay una tercera forma, que Recalcati defiende como la más sana, que es la de reconquistar subjetivamente el legado de los antecesores y hacer algo nuevo

esa elección, es la que rompe con el determinismo fatalista tanto biológico como psicoanalítico.

Para heredar algo del Otro, para ser realmente un heredero, no es suficiente con recibir pasivamente un legado ya constituido, sino que es necesario un movimiento subjetivo de reconquista[142].

La herencia sana, neurótica, erótica, es decir, la herencia de vida, es la que ofrece el padre como el testimonio de que la vida merece la pena vivirla, opción que él mismo encarna. Aunque lo que se ofrezca sea pulsión de muerte, mientras haya algo que ofrecer en conexión con la vida, se convierte en la tabla salvadora a la que agarrarse. Un sentido, una misión, la creación, puede combatir la marca que Tánatos infligió en el ser.

Las tres generaciones – El pueblo – El gran trauma

Cuando los abuelos dicen,
los nietos deben escuchar atentamente.

Haydeé Faimberg entiende por telescopaje o encaje de las generaciones:

...la aparición en el curso de la terapia, de un tipo de identificación inconsciente alienante —ya que son solidarias

---

con eso heredado. Ver M. RECALCATI, *El complejo de Telémaco: padres e hijos tras el ocaso del progenitor*, Barcelona, Anagrama, 2014, pp. 132-154.
142. RECALCATI, M.: *op. cit.*, p. 132.

con una historia que pertenece en parte a otro— que condensa tres generaciones (la de los abuelos, padres y la del propio paciente) y que se revela en la transferencia[143].

En el decir del paciente, en realidad quien habla es otro. El paciente revive, de forma inconsciente, una historia de otro, algo ajeno y pendiente, porque las dos generaciones anteriores no lo han podido subjetivar. Faimberg afirma que este fenómeno se puede observar bien en psicóticos y en supervivientes de situaciones traumáticas y catastróficas[144], en referencia a las consecuencias del nazismo en pacientes de la tercera generación.

Serge Tisseron[145] sostiene que aquello «indecible» (los secretos familiares) en una primera generación, se transforma en «innombrable» en la segunda y en «impensable» en la tercera. Aquello que una generación no puede decir, las siguientes no pueden representarlo de forma verbal, lo que imposibilita el proceso de historización simbólica. Y, como sabemos, lo que no se puede pensar, se actúa. El sujeto revive/actúa un vacío reflejo de los silencios y secretos transmitidos. La transmisión del sentimiento de culpa adquiere aquí un protagonismo indiscutible y se manifiesta en la forma más puramente melancólica o en delirio acusatorio (los antiguos delirios sensitivo-paranoides de Krestmerch).

---

143. KAËS, R. y FAIMBERG, H.: *Transmisión de la vida psíquica en las generaciones*, Buenos Aires, Amorrortu editores, 2006, p. 131.

144. Recomiendo la lectura de V. FRANKL, *El hombre en busca de sentido* (1945), Barcelona, Herder, 1991. El autor sobrevivió a la estancia en un campo de concentración y en este libro relata las vivencias psíquicas que le produjo el trauma.

145. TISSERON, S. *et al.*: *El psiquismo ante la prueba de las generaciones*, Buenos Aires, Amorrortu editores, 1997.

Cada nación, cada lugar tiene sus traumas y miserias particulares. En España sucedió algo a la primera generación —nuestros abuelos— que no debemos obviar, negar o silenciar. Parece obligado tener que pasar página de un trauma, aunque éste no se haya tramitado bien. La guerra civil, la larga posguerra y el éxodo rural de los años cincuenta[146] dejó por el camino muchos agujeros, silencios y vacíos. No es difícil pensar en los secretos guardados por vergüenza y culpa que puede generar una guerra civil porque el enemigo, cuanto más cercano, más conecta con algo familiar y propio. Es menos traumático hacer una guerra a distancia que hacerla en casa.

El gran trauma de los años cincuenta, en plena dictadura franquista, cuando los pueblos de la España interior y pobre —las dos Castillas, Extremadura, Aragón, parte de Andalucía, La Rioja y Galicia— se vaciaron tras el éxodo a las ciudades, provocó una fractura inmensa entre lo rural y lo urbano.

En su ensayo *La España vacía*[147], Sergio del Molino describe

---

146. En el libro *Trauma y transmisión* (2012), se analiza con exhaustividad los efectos del trauma de la guerra civil, la posguerra y la dictadura, en las generaciones venideras y los efectos psíquicos producidos. Hay una parte de la condición humana en relación con la violencia, el daño al otro (sadismo) y la pulsión de muerte, que es más inquietante, pero que no se debe obviar. Los mecanismos de odio, proyección y cosificación del otro, pueden explicar ciertas interpretaciones fanáticas de los nacionalismos, ideologías y religiones, inventan un enemigo, un otro que no soy yo y que encarna nuestra propia parte odiada o no integrada. De estos movimientos psíquicos pueden surgir guerras, genocidios y situaciones violentas que producen una situación de desamparo a quien lo sufre, generador de trauma, desmemoria y marcas psíquicas muy difíciles de elaborar simbólicamente. Ver A. MIÑARRO y T. MORANDI (Comp.): *Trauma y transmisión – Efectos de la guerra del 36, la posguerra, la dictadura y la transición en la subjetividad de los ciudadanos*, Barcelona, Xoroi edicions, 2012.
147. Sergio del Molino hace un recorrido por los mitos más extendidos

ese desprecio, ese olvido y ese abandono de los pueblos de la España interior, profunda, pobre y yerma y cómo se ha creado un abismo mental entre ese mundo y la gran ciudad. La pérdida de las raíces, la nostalgia del pueblo, la culpa por la partida, la desmemoria, que acompañaron a nuestros padres y abuelos en la gran migración en forma de melancolía añorante. Una fractura en un intento de superar un trauma, pero que cerró en falso la herida. Creímos que si nos alejábamos de lo rural con cierto desprecio y nos convertíamos en modernos de un plumazo íbamos a olvidar el trauma de nuestros abuelos y padres. Porque España aún sigue hablando en rural, y no deberíamos sentir vergüenza por ello.

Dice Sergio del Molino:

> Los españoles crecieron en grandes ciudades, pero en la intimidad, su lengua materna, sus cuentos de noche y las palabras vernáculas que les recordaban a sus abuelas, pertenecen a la España vacía…estaban en la ciudad, pero paseaban por el pueblo. El país puede pasar de ser campesino a ser urbano en dos décadas, pero las personas necesitan

---

sobre la España rural abandonada y denigrada, y muestra la necesidad de hacer nuestro el pasado del que nos queremos olvidar. España ha sido un país eminentemente rural hasta la generación de nuestros abuelos. En muy poco tiempo, los pueblos se vaciaron y las ciudades se llenaron. Este paso no ha salido gratis, y como bien dice el autor, se necesitan varias generaciones para asimilar mentalmente un cambio tan brutal. Yo añado a esta visión, la coincidencia histórica con la posguerra; es decir, el éxodo coincidió con lo traumático de una posguerra y lo doloroso que pudo ser abandonar una vida en el campo para vivir en el vacío lleno de gente de la ciudad. No dejen de leer este magnífico ensayo. Ver S. del MOLINO: *La España vacía – Viaje por un país que nunca fue*, Madrid, Turner, 2016.

varias generaciones para adaptarse. Abandonan el campo, pero el campo persiste en ellos, en sus hijos y en sus nietos[148].

La guerra civil y el éxodo a la ciudad fracturó no sólo a la sociedad, también la memoria y, en cierto modo, trastocó la transmisión de la historia familiar entre las generaciones. ¿Cómo? A través de culpas, vergüenzas, silencios, secretos y desmemoria se creó un vacío que se transmitió a hijos y nietos. A veces esos vacíos se pudieron rellenar con algunos mitos.

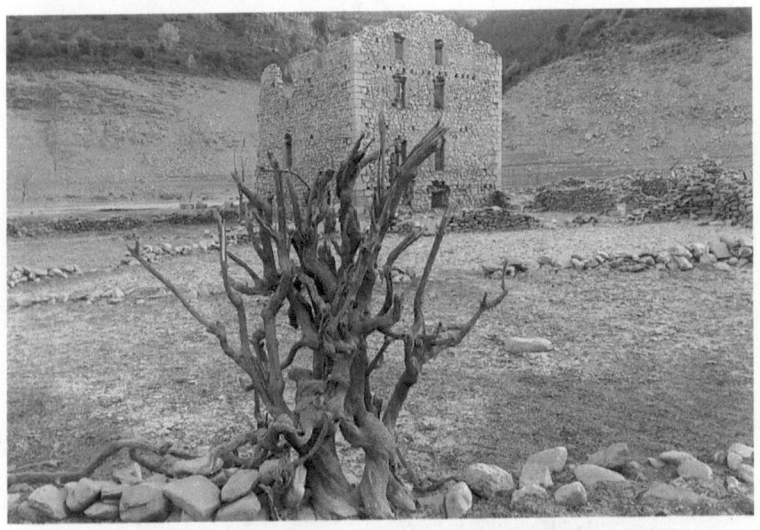

Pueblo de Mansilla, La Rioja. Sumergido por el pantano y que emergió tras la sequía de 2017.

Continúa Sergio del Molino:

Conforme pasa el tiempo, los españoles se alejan más y

---

148. DEL MOLINO, S.: *op. cit.,* p. 79.

más de sus orígenes rurales y las mitologías familiares que componen esa España vacía mental también se diluyen, pero se hacen más fuertes, porque los mitos son más mitos cuanto más brumosa es la narrativa...la infancia es una patria poderosa, pero la infancia de los padres y de los abuelos lo es mucho más. Como la España vacía no hay indicios de que se vaya a llenar, con la desaparición de miles de pueblos, la mitología se va a robustecer, pero también van a persistir los estigmas del gran trauma... Hay llaves imaginarias en muchos salones de España. Llaves que siguen pasando de generación en generación, como la conciencia de una fuga. Y los nietos y biznietos miran mapas de regiones devastadas. Distorsionamos los recuerdos para mantenerlos vivos y legarlos a nuestros hijos. Hay un país en España que ya no es, pero a veces parece más fuerte y sólido que el país que es, tan negado así mismo, tan arrugado en sus propias vergüenzas [...] son demasiados siglos de mirar al campo con el mismo desprecio y prejuicio, que ha creado esos mitos negativos, sobre la España negra y criminal, la España pobre y embrutecida, la España seca, yerma y fea y la España reaccionaria. Miradas inspiradas en la heterofobia. Ninguna incluye al otro en la observación, ninguna intenta comprender lo mirado y forman parte del tópico con que los españoles sobreentienden la España vacía[149].

Pensar que en las zonas rurales el índice de trastornos mentales es mayor que en las ciudades se puede considerar otro mito. Quizá la manifestación de los trastornos sea

---

149. *Ídem*, p.81, p. 251.

más pura, menos envuelta, más terrenal; la melancolía es más desnuda y triste, pero en definitiva todos venimos del pueblo. Nuestros ancestros, nuestra herencia, es campestre. En la gran ciudad la manifestación del vacío adquiere otros aspectos. La gran migración de los campesinos a la ciudad la rodeó de barrios periféricos. En Madrid, durante los años sesenta, setenta y ochenta se alumbró Vallecas, Móstoles, Leganés y demás barrios sureños de Madrid; el gran pueblo por antonomasia, ya que el verdadero mito creado es la ciudad. Madrid se hizo de múltiples pedazos de patrias pertenecientes a la España vacía. En los años ochenta, las calles de Madrid se llenaban de modernos y un aire de vida se respiró en esa época. Pero también coincidió con el consumo de heroína que adquirió tintes de plaga e importancia sanitaria de primer orden. Parte de los hijos y nietos de la gran migración caían en la droga, en el alcohol y en otras adicciones, que están en relación directa con las patologías del vacío —como las denomina Recalcati—, junto con la anorexia y la melancolía. Un yonqui o un alcohólico nunca están alegres si no están puestos. Aquí la sustancia es contingente, el caso es llenar un vacío melancólico de vino, heroína o comida, da igual. Un yonqui de verdad, un alcohólico, son muertos vivientes; la vida ya ha pasado por ellos lo suficiente y a los treinta años están como si tuvieran cincuenta o sesenta. Es la manifestación de una melancolía nostálgica y culposa que viene de otro lugar, quizá de los silencios, olvidos y vacíos de generaciones pretéritas.

El vaciamiento de los pueblos, la pérdida de los orígenes y el desarraigo dejó una marca profunda. Quizá no hubo una verdadera elección cuando nuestros padres y abuelos se fueron del pueblo. Quizá la miseria de la posguerra, la vergüenza de mirar al vecino que perdió un familiar por delación, los muertos de la guerra civil, una inquina, un ajuste de cuentas; quizá la culpa y la vergüenza empujó a la gente a migrar. Fue la vergüenza de los perdedores y las humillaciones pasadas, o la culpa de los vencedores[150], si los hubo, lo que forzó esa emigración. Hay algo que tiene que ver con la pérdida de la dignidad que sucede en lo traumático —como lo es una guerra—, cuando sale a relucir una dimensión inquietante y mortífera del ser que en condiciones normales está muy escondida. Por eso en una guerra lo primero que se suele perder es la dignidad, para no perder la vida. Esto conecta de forma directa con la melancolía y su temática de indignidad siempre presente con más o menos intensidad. Cotard[151], en la descripción de los delirios de negación o nihilistas, siempre terminaba sus casos de melancolía con la referencia al sentimiento de indignidad. También la indignidad se pudo transmitir de una generación a otra, como la culpa y la vergüenza. Somos la tercera generación, los nietos de la guerra y la posguerra, y el silencio, la desmemoria y el olvido, desde luego no ha sido el bálsamo cicatrizador de las heridas. La actualidad nos ofrece muchos datos que corroboran la no tramitación del trauma.

---

150. En el diálogo de Sócrates con Polo, Sócrates sostiene que es mejor sufrir una injusticia que cometerla, y que lo peor que puede sufrir el ser humano, es llevar la comisión de una injusticia, y que ésta no se castigue. Ver PLATÓN: *Gorgias, diálogo con Polo*, 461b-481b, traducción de Julio Calonge Ruiz (1951), Madrid, Instituto de Estudios Políticos.

151. *Cf.* J. COTARD y J. SÉGLAS, *Delirios melancólicos: negación y enormidad*, Madrid, Ergon, La Biblioteca de los Alienistas del Pisuerga, 2008..

No deberían leerse estas líneas desde una perspectiva clínica ni causal, ya que el germen de la melancolía debe buscarse en la historia de cada sujeto, pero sí desde una visión histórica y social de la condición humana, más incómoda y triste[152], cuando lo civilizado y la cultura desaparece en pro de las pulsiones agresivas del ser. En las guerras se observa con nitidez un fenómeno también observado en situaciones de violencia hacia el Otro: la cosificación y la denigración

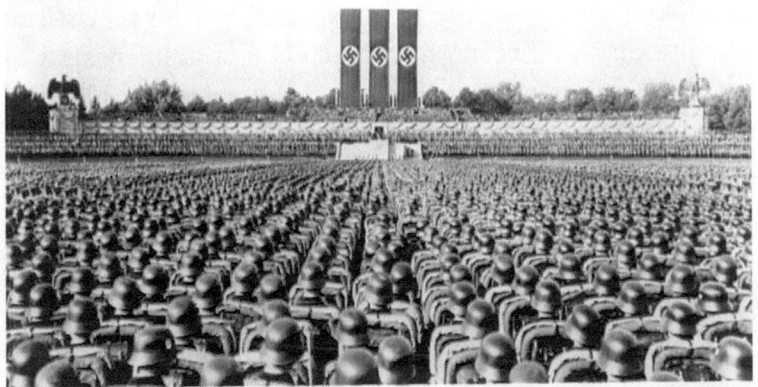

del Otro, enemigo, diferente y con las cualidades más odiadas, temidas o despreciadas del ser. En un mecanismo de evacuación/proyección, el otro se desecha para poder maltratarlo, haciendo añicos el espejo donde nos miramos. El otro semejante y fraternal se fractura y se desprende como la mierda, y olvidamos que ese Otro somos nosotros. Encarna todo lo que no toleramos en nosotros mismos, la dignidad de lo humano desaparece y surge el desamparo inaugural en el que nacimos porque se ha despojado al Otro de los cuidados,

---

152. Ver el ensayo de S. FREUD: *El malestar en la cultura* (1930), en *Obras completas*, vol. 3, Madrid, Biblioteca Nueva, 2012.

de la ternura y del amor al semejante[153]. Si los conflictos y la memoria no se elaboran bien, la pulsión de muerte, con su carácter repetitivo, empuja de nuevo. Las distancias mentales crecen y los lugares se arraigan; el vencedor se agiganta y la víctima se empequeñece, perdida su dignidad. Los vencidos no se merecen ni enterrar con dignidad a sus muertos, porque no son muertos, sino desaparecidos, en una desmentida terrorífica, en la que ni siquiera se les da estatuto de muerto; en una metáfora triste: no es digno ni de morirse, ha desaparecido, no ha existido[154]...Y los vencedores tramitaron su difícil lugar también con la desmentida y el olvido[155]. Las atrocidades de las guerras y de los genocidios no se entienden bien si pasamos por alto la pulsión agresiva y destructiva[156] que nos habita —afortunadamente— en un rincón escondido de nuestra alma, pero que aflora en circunstancias determinadas. Por ese motivo, es importante

---

153. El caso extremo de esta cosificación y deshumanización del Otro, se observa en los hechos ocurridos durante el holocausto nazi. Si nos fijamos bien, tanto los verdugos como las víctimas, se deshumanizan y cosifican. Desaparece todo rastro de lo humano y el embrutecimiento y la vuelta a lo animal retorna. Pura pulsión de muerte y goce preedípico.

154. MIÑARRO, A. y MORANDI, T.: *op. cit.*, p 71-72.

155. Tanto vencedores como vencidos, tienen que cargar con la vergüenza y con la culpa, cada uno por diferentes motivos: los vencidos por soportar las humillaciones de los vencedores, y los vencedores por infligir las humillaciones a los vencidos. Estos lugares extremos, en espejo, tan difíciles de sostener, pueden generar sentimientos de venganza si no se repara de alguna forma la injusticia cometida, y los papeles se pueden invertir y el perjudicado tomar la justicia por su mano.

156. La pulsión se actúa de manera mecánica y banal, sin representación ni aparente emocionalidad, quizá es una forma de defenderse de lo atroz. Recomiendo la lectura de H. ARENDT, *Eichmann en Jerusalén – Un informe sobre la banalidad del mal* (1963), Barcelona, Random House Mondadori, 2013 y de G. GUTIÉRREZ, «La banalidad de la pulsión de muerte», *Revista de Psicoanálisis*, vol. 67, n° 04, pp. 737-754, 2010.

detectar los indicios que nos pueden llevar a repetir sucesos traumáticos del pasado[157].

Los desposeídos y los pobres[158] han encarnado históricamente ese lugar indigno del que todos huimos. También en el mundo rural se puede observar con más desnudez la fractura social entre ricos y pobres. En la ciudad están las multinacionales, en el campo, los cortijos.

En 1984 ocurrió algo muy singular en el sofisticado festival de Cannes. Se proyectó una película de catetos —como decía su director, Mario Camus—: *Los santos inocentes*, una película discreta y pequeña. En su última escena[159], Azarías ahorca al señorito en un acto de venganza e ira acumulada tras la muerte de la milana, cazada por el señorito Iván, frustrado por no haber tenido un buen día de caza. La escena logró arrancar el aplauso unánime del público, en una especie de catarsis emocional colectiva. Ese final restablecía la justicia, en una película donde los señoritos y los esclavos vivían con inquietante naturalidad su condición. Unos, los ricos, humillan de manera permanente la dignidad de los pobres, y otros, se dejan humillar. Paco el bajo, representa la posición del pobre, resignado y triste, que siempre agacha la cabeza. Iván, el señorito altivo, triunfador y seductor que azuza el deseo de Paco por ser el elegido, el secretario de caza

---

157. Pensemos un poco en la actualidad y el ascenso preocupante de líderes ultras, intolerantes, radicales y enemigos de la diferencia en el otro, y la similitud con el discurso del fascismo del periodo entreguerras (primera y segunda guerra mundial) de los años treinta.

158. En los últimos tiempos, el término *aporofobia* (rechazo al pobre) ha cobrado importancia, ocupando el lugar del racismo. Si nos detenemos a pensar, en Occidente, la tierra de los triunfadores hechos a sí mismos, toleramos mucho peor la pobreza que el color de piel.

159. M. CAMUS, *Los santos inocentes,* película, 1984.

más eficaz, el mejor perro de presa al que desechan cuando se lesiona el tobillo. Y Azarías el verso libre, el retrasado, el sucio y desahuciado, el loco que, sin saberlo, en un acto brutal, restituye la dignidad del pobre. El desheredado que no perdona la ofensa ejercida a su objeto de amor tierno que es la milana. La novela de Delibes[160] retrata la vida de un cortijo extremeño en la década de los sesenta y cuenta, a la vez, una historia universal mil veces contada, y otra muy

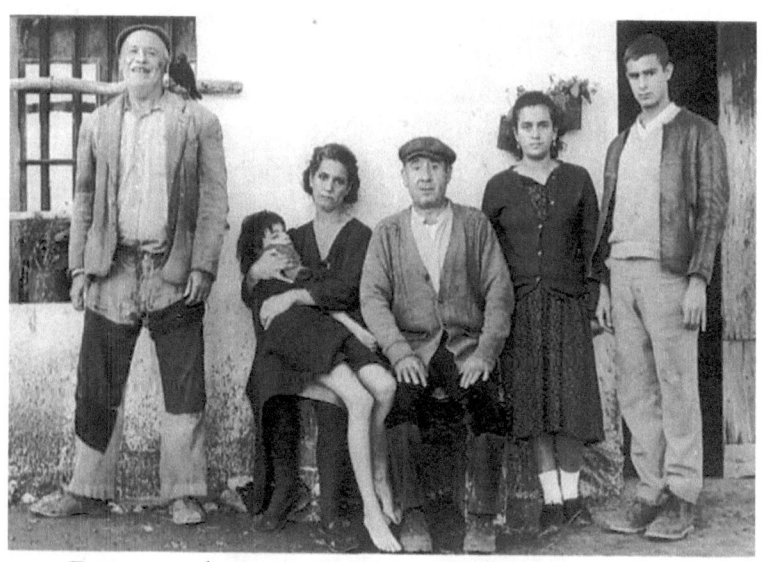

Fotograma de *Los santos inocentes* (1984, Mario Camus)

singular, muy nuestra. Por eso nos toca, porque la vivieron algunos de nuestros abuelos, por eso la película tuvo tanto éxito fuera sin esperarlo. El melancólico Delibes conocía como nadie ese mundo, ese campo pobre, mísero e indigno.

---

160. DELIBES, M.: *Los santos inocentes,* Barcelona, Planeta, 1986.

Y una forma de restituir la dignidad perdida es simbolizarla y sublimarla a través del cine y la literatura, contando un cuento con final feliz pero cruel. Ahorcar simbólicamente al señorito significa hacer un poco de justicia social. Lo único que le queda al pobre es llevar con dignidad su pobreza para, quizá, poder salir de ella. Igual que el melancólico debe de llevar con dignidad su tristeza y su vergüenza, aunque eso signifique establecer una lucha titánica con la pulsión de muerte. En esa película también había un decir muy familiar; dice Regula: «a mandar que pa eso estamos».

Si perdemos los orígenes nos perdemos a nosotros mismos, como le sucede al melancólico, que no tiene historia propia, sino que repite un vacío o la historia trágica de otro. Es en la recuperación de la memoria cuando podemos historizarnos, con más sentido si cabe, cuando hay un suceso traumático que ejerce su influjo mortal cuanto más se silencie y oculte. ¿Cómo podemos restituir la memoria y los agujeros vacíos? A través del lenguaje: en el decir, no lo que se dice, sino cómo se dice. En el decir de los ascendientes nos reconocemos, pero a la vez podemos crear algo nuevo con los pedazos y los rotos, podemos llenar el vacío melancólico con palabras tristes, podemos asignar mejor la culpa y también recuperar la dignidad arrebatada.

Dice Sergio del Molino:

En el habla de la abuela, los nietos encontrarán una mitología, un origen... con las palabras que ella se crió, las mismas

expresiones, los mismos giros, con los cuentos que contaban...
lo que queda, lo que se transmite, es ciertamente, un decir...[161]

...los nietos, aunque no hayamos huido del pueblo, hemos
crecido en las calles imaginarias de muchos de ellos, hemos
crecido entre palabras que los abuelos trajeron del campo e
incrustaron en las paredes del salón[162].

Los desencadenantes – Las etapas madurativas – Los momentos vitales

Si el fondo melancólico descansa en lo genético o en lo
transgeneracional —según la corriente que se acomode a
nuestra subjetividad—, los desencadenantes se producen
en momentos de cambio de posición, cuando tenemos
que dar otra respuesta simbólica a las nuevas demandas
que aparecen. En el melancólico hay una pérdida del lugar
insoportable y el paciente se retrasa ante esa demanda. Hay
que elegir, y entonces el melancólico se para. Cambios de
estación que simbolizan el comienzo y el final de la vida,
pérdidas familiares, rupturas, nacimiento de hijos, cambios
de puestos laborales, mudanzas, reformas, menopausia,
etc. El ritmo rígido, que hasta ese momento defendía al
melancólico cambia, no le da tiempo a sincronizarse y se
mantiene rezagado y triste.

La energía psíquica que exige estos cambios está agotada
porque la vitalidad disponible del melancólico es escasa.
Se agota en mantener el orden preestablecido o en las

161. DEL MOLINO, S.: *op. cit.*, p. 241.
162. *Ídem*, p. 244.

explosiones maníacas. Los cambios, además, implican una pérdida que el melancólico no tolera y por eso aparecen los periodos depresivos.

Al hilo de lo anterior, hay momentos vitales cuando se acumulan las recaídas afectivas. A diferencia de la esquizofrenia, que debuta en la adolescencia y/o segunda década de la vida, las fases de melancolía/psicosis maníaco-depresiva se suele iniciar en la tercera o cuarta década de la vida. Como si ya se hubiera vivido lo suficiente y se hubiera hecho lo que se tenía que hacer. Parece que ya no hay energía vital suficiente para seguir. Friedrich Mauz describió en 1930 el tipo melancólico masculino:

> ...a partir de los 40 años el varón melancólico permanece retrasado con respecto al mundo circulante, de los más jóvenes [...] y en lo somático hay una disminución de la energía vital [...] hay una vivencia de detención, pérdida de futuro y lo venidero[163].

A lo largo de la biografía hay situaciones bien observadas en la clínica que precipitan con frecuencia una recaída. Las depresiones posparto y las depresiones posmenopausia en la mujer son dos momentos muy significativos en los que el sentido de pérdida se hace muy patente, al igual que la crisis de los cuarenta en el hombre, como hemos señalado en el párrafo anterior.

Los más biologicistas no dudan en relacionarlo con los cambios hormonales —que sin duda influyen—, pero no

---

163. Tellenbach citando a Mauz en H. TELLENBACH: *op. cit.,* p. 83.

debemos pasar por alto el sentido que tienen estos momentos en la historia del paciente: ese cambio de estatus, cuando hay que dar otra respuesta distinta donde lo simbólico acude al rescate para poder significar la nueva etapa futura que se adviene. El melancólico no puede significarla y se queda adherido al estatus presente o anterior. También se puede explicar de otro modo: cuando el Otro nos interpela y nos exige una respuesta, el melancólico no consigue salir de su cascarón narcisista para acudir a esa llamada. En las depresiones posparto, cuando el recién nacido necesita de forma inexorable los cuidados maternos, éstos no están disponibles en ese momento. Hay que diferenciarlo bien de la *maternity blues* normal, que toda mujer siente después del parto, con un sentido de duelo, del pasado de ser mujer-no-madre, y otro de apertura, del futuro de ser-mujer-madre.

Sin embargo, en la senectud parece que el índice de recaídas depresivas se atenúa, son menos frecuentes, menos intensas. Quizá sea una impresión muy subjetiva, pero se puede interpretar como un alivio provocado por la cercanía de la muerte real, única y verdadera esperanza salvadora.

Lo constitucional o estructural de la melancolía, a través de la remanencia y la includencia, se ocupa de enlentecer el ritmo vital en lo externo, para que se adapte mejor a la naturaleza del melancólico, entendida como la tendencia a detenerse. También sirve para intentar retener, en el sentido de evitar la pérdida. Porque perder algo implica perderse a sí mismo, esa hemorragia libidinal yóica, esa escasa energía que el melancólico no se puede permitir consumir. Sobre esta base, las situaciones que pueden provocar las fases depresivas son las que presentan un sentido de fluir vital. Es decir, momentos madurativos, momentos nuevos para desarrollar una respuesta nueva ante una demanda diferente, momentos que necesitan un plus de energía psíquica para afrontarlos. Esas situaciones cuestionan la naturaleza del melancólico que las vive como una pérdida insalvable, y ante ese enigma el melancólico se derrumba.

Aspectos de la transmisión generacional

Es obligado apelar a la transmisión generacional en cuanto ésta opera en todos nosotros al ser sujetos. Sujetos marcados por nuestra herencia, por nuestros ancestros y por nuestra historia. Los párrafos anteriores de Sergio del Molino nos resuenan, nos conmueven y nos tocan porque nos es familiar. No podemos sólo acotarlos a la melancolía. Es más, nos sirve para pensar los lugares comunes —sin transitar siquiera por la enfermedad mental ni lo patológico— que compartimos en nuestra historia con la historia del Otro. Para observar cómo las pérdidas, lo traumático y los lugares asignados y elegidos influyen en la dinámica y en la vida del otro y en la nuestra. La mayor parte de las veces opera la transmisión de vida, pero también la de muerte y la mayor parte de las veces mezclada.

Para entender la transmisión es necesario asumir que el narcisismo de los abuelos y de los padres reaparece al nacer un hijo. Recordemos las palabras de Freud al respecto:

Considerando la actitud de los padres cariñosos con respecto a sus hijos, hemos de ver en ella una reviviscencia y una reproducción del propio narcisismo, abandonado mucho tiempo ha. La hiperestimación, domina esta relación afectiva. Se atribuyen al niño todas las perfecciones y se niegan o se olvidan todos los defectos. Pero existe también la tendencia a suspender para el niño todas las conquistas culturales, cuyo reconocimiento hemos tenido que imponer a nuestro narcisismo, y a renovar para él privilegios renunciados hace mucho tiempo. La vida ha de ser más fácil para los niños que para los padres [...] la enfermedad, la muerte, la renuncia al placer y la limitación de la propia voluntad han de desaparecer para él, habrá de ser de nuevo el centro y nódulo de la creación: *His Majesty the Baby*, como un día lo estimamos ser nosotros[164].

Freud continúa con acertada intuición:

...el hijo deberá realizar los deseos incumplidos de sus progenitores [...] El amor parental, tan conmovedor y tan infantil en el fondo, no es más que una resurrección del narcisismo de los padres, que revela evidentemente su antigua naturaleza en esta su transformación en amor objetal[165].

La transmisión opera a través de deseos incumplidos, pero también de deudas sin saldar. A su vez, los padres cargan con los deseos de los abuelos, y perpetúan así la influencia de las generaciones previas. No es difícil observar en los historiales o en la vida misma este influjo de la herencia. Si datamos los oficios, la elección laboral/académica o las elecciones

164. FREUD, S.: *Introducción al narcisismo*, op. cit., p. 2027.
165. *Ibídem.*

de pareja/vínculos, podemos observar esas continuidades y lealtades familiares o, al contrario, podemos observar la discontinuidad, los saltos, la aparición de algo nuevo que rompe con lo endogámico y lo esperado. Hay familias en las que es importante la diferenciación y en otras, lo contrario. Los miembros que se pueden diferenciar verdaderamente pueden hacer mejor su vida. Otras veces la diferenciación es la apariencia de algo fallido que más bien parece una huida. Pero ¿quién puede huir de los fantasmas?

En ocasiones, hay miembros que se quedan indiferenciados y pegados al sistema familiar: los fieles y leales, que repiten y perpetúan la saga. No tiene que ocurrir nada, no hay conflicto aparente, puede haber silencio y aparente calma. Pero cuando algún avatar de la vida rompe con ese orden inflexible, la catástrofe se cierne sobre el sistema familiar. La apariencia de familia endogámica, compacta e indestructible, se resquebraja cuando aparecen eventos que dañan el narcisismo del sistema. No se tolera estar en falta, ninguna pérdida es posible. Conviene recordar lo que decía Freud en *Duelo y melancolía* respecto a lo poco resistentes que son los vínculos del melancólico, la debilidad con la que está investido el objeto. Se sospechan vínculos construidos desde elecciones de objeto narcisistas. Es curioso como en la clínica observamos esas rupturas y derrumbamientos familiares cuando hay una muerte, una herencia por repartir o una decisión tomada por algún miembro que se toma como una traición, como una deslealtad. En estos casos aparecen con llamativa virulencia rupturas, crueldad y afán vengativo, odio, falta de perdón y dolor. La piña familiar es puro imaginario. En realidad es un castillo de arena.

No es nada sano cumplir sólo con los deseos de otros. Es importante tener un deseo propio o, al menos, apropiarse subjetivamente del deseo del Otro. Pero tampoco hay que caer en absolutismos, ya que la transmisión opera casi siempre de una forma mezclada y, a veces, los descendientes completan de alguna manera los deseos y sueños de los ascendientes sin traer consigo grandes trastornos. En las elecciones laborales y en los estudios se observa muy bien este hecho. Esos padres que no pudieron estudiar y desean que sus hijos lo hagan. Pero aquí hay algo importante a reseñar: esos padres valoran la diferenciación, desafían el lugar asignado socialmente y desean que sus hijos vivan mejor que ellos. Hay erotismo y vida. A su vez, el poder tolerar y/o fomentar la diferencia y sostener una posible frustración narcisista reflejada en los hijos puede dar una idea de la salud de la estructura familiar. Si no es así, se repetirá de manera mortífera la misma historia, la misma muerte en vida, no habrá nada nuevo, no habrá sujeto. Esto ocurre con las deudas: no se pueden saldar las deudas de otros, si para ello se pone en juego el ser.

En las identificaciones es dónde se la juega el ser. Y las identificaciones melancólicas y cuadros similares son calcos de una repetición, de una identidad coagulada, de un nombre antiguo ya conocido: «no te pareces, eres él». Hay mitos y emblemas familiares muy difíciles de desmontar. Se encuentran tan petrificados e inaccesibles que hacerlos caer y desidentificar es una tarea ardua y complicada. Pero en la clínica, los cuadros se mezclan y desmezclan, la pulsión de vida tiene un influjo tan poderoso como la pulsión de muerte y los casos graves no son tan frecuentes.

Faimberg postula la transmisión como una cuestión de identificaciones inconscientes y sobre la transmisión de la historia familiar, dice:

> He ligado el modo de transmisión de su historia por los padres a su modo de decir y no-decir. La causa alienante del telescopaje de las generaciones no encuentra exclusivamente su origen en el contenido de los hechos relatados por el paciente, sino además en el modo como estos hechos han estado subordinados al decir y no-decir de los padres[166].

Puede haber una transmisión no alienante o una transmisión alienante de los sucesos más dolorosos y hace hincapié en que la forma de transmitir es lo más relevante, no tanto el contenido. Continúa Faimberg:

> En la transmisión alienante, los padres pierden la función de garantes para el niño, del valor de las verdades psíquicas y sustituyen al niño. El hijo queda sujetado a lo que los padres dicen o callan. Depende para su propia supervivencia psíquica, de esta versión narcisista fundadora que es mantenida en silencio por los padres, perdiendo así el libre acceso a la interpretación de su propio psiquismo[167].

La propia dificultad de los padres para metabolizar y

---

166. KAËS, R. y FAIMBERG, H.: *op. cit.*, p. 136.
167. *Ibídem.*

simbolizar el suceso dificulta la transmisión sana y audible de esta historia. Como dice Bion[168], se transmite un objeto sin metabolizar, una «pedrada» de lo real. Faimberg hace referencia a los duelos como un prototipo de suceso a pensar. El suceso o la identificación alienante con el miembro familiar se transmite de manera coagulada, petrificada y pasiva y esto origina una desubjetivación del paciente. La función de esa identificación es recordar y hacer presente algo que ha quedado pendiente, algo que no se ha cerrado y queda por saldar. Por ese motivo, la importancia de ponerle una palabra para desidentificar, para que no se actúe y no se encarne.

Si observamos los eventos familiares y miramos desde esta perspectiva psíquica un suicidio, un loco o una pérdida inusual, puede actuar como algo traumático que se debe esconder, que se puede heredar y contagiar, precisamente por la dificultad de tramitar, simbolizar y elaborar el suceso. La psiquiatría biológica lo mira desde los genes y asimila los trastornos mentales a otro proceso médico. No quiero establecer causalidades deterministas ni asegurar que la melancolía se produce como una reacción a una pérdida traumática[169], pero pensar en esto, observar el caso por caso, es interesante. Puede ser especulativo y subjetivo, pero estas reflexiones parten de mi observación clínica directa de

---

168. Bion describe la función alfa en 1962 en *A theory of thinking*, como una función ejercida principalmente por la madre, al metabolizar las identificaciones proyectivas del niño, llamados elementos beta, que son emociones y sensaciones caóticas y sin elaborar, que la madre convierte en elementos alfa, en forma de material de pensamiento para el sueño y la conciencia. Parte del concepto de la identificación proyectiva de M. Klein. Ver W. R. BION: *Una teoría del pensamiento,* Buenos Aires, Hormé, 1972.

169. «Una situación traumática va siempre acompañada de una pérdida». A., MIÑARRO y T. MORANDI: *op. cit.,* p. 70.

numerosos pacientes y años de experiencia. Lo traumático trae consigo una carga no simbolizable que deja marcas mortales[170]. La pulsión de muerte está muy presente. No olvidemos que Freud desarrolla su teoría de la pulsión de muerte a partir de las neurosis de guerra observadas tras la Primera Guerra Mundial.

La transmisión de secretos y duelos familiares

Los secretos familiares pueden desvelarse y actuar como la caja de Pandora, por lo que conviene ir despacio y no pensar que lo curativo sólo puede ser el desvelamiento del secreto. Es preciso descubrir que función cumple, a quién protege, a quién excluye, a quién perjudica, quién lo sabe, quién no lo sabe, ya que el secreto actúa, aparentemente, sin que se sepa, y esto sucede también en la psicoterapia. Para añadir más dificultad, trabajar con secretos puede entramparnos en lo fantaseado por el paciente o, lo que es peor, lo fantaseado por el terapeuta. Sería un «falso secreto» iatrogénico, típico de terapeutas poco prudentes o muy dañados.

El secreto sería un ocultamiento consciente de una realidad que produce una herida narcisista y que cuestiona los ideales familiares y la pertenencia social del sujeto. Aquello que se oculta circula en el inconsciente vincular. De alguna manera es conocido o presentido. En cuanto a que es un emergente vincular, podemos decir que los miembros de

---

170. En las guerras, genocidios, éxodos... hay múltiples pérdidas: de seres queridos, de tu casa, de tu país, de la dignidad... pero lo más traumático es la pérdida de esperanza por el ser humano, el nihilismo hacia el Otro.

un vínculo comparten las motivaciones inconscientes que llevan a la puesta en escena de la intención consciente de ocultamiento. En general, en algún nivel se sabe o presiente aquello que se oculta [...] Así, el secreto es un mecanismo que se apuntala en lo intrasubjetivo en cuanto hace referencia al narcisismo, en lo intersubjetivo en cuanto hace referencia a los ideales familiares, y en lo transubjetivo se relaciona con la pertenencia social del sujeto[171].

También es importante diferenciar los secretos de lo privado y de lo íntimo que, a diferencia de los secretos, protege el psiquismo, diferencia a los miembros familiares y facilita la subjetivación. Inquieta esa frase tan recurrente en las consultas: «mi madre sabe todo de mí», «yo le cuento todo a mi hijo». Endogamia e indiferenciación. Es preferible mentir para protegerse que exponer lo íntimo en la familia.

Dicho esto, se puede entender que el secreto familiar se oculta por el daño que produjo y que puede producir al narcisismo familiar. Hay hechos y sucesos que se silencian por su capacidad de destruir o pervertir los vínculos de estructura grupal, como lo es una familia. Esos acontecimientos tienen una carga negativa y traumática intensa con un contenido mortífero y/o incestuoso. Son eventos que pervierten los ideales éticos, cuando no se saltan directamente la ley.

A nivel vincular tiene una función inconsciente relacionada con el sostén de ideales familiares, que pueden estar relacionados con los mitos familiares, ideales que se ven amenazados con la

171. ALARCÓN DE SOLER, M.: Secretos familiares y sus marcas en la subjetividad, https://bit.ly/2NzBmok, p. 137.

develación de aquello que constituye el contenido del secreto [...] La función del secreto sería preservar la unidad familiar, evitar la expulsión de uno de sus miembros y conservar a toda costa la pertenencia a un medio social[172].

Pero, lejos de lograr su objetivo, producen un efecto desestructurante y opera en generaciones venideras de forma inconsciente. Actúan a modo de cuerpo extraño, laguna, vacío que desanuda la cadena significante familiar y rompe el sentido histórico de las generaciones. Este sinsentido trastoca la transmisión sana y erótica, rompe vínculos y añade lo mortífero a la cadena significante. Este secreto se puede encarnar en un miembro del grupo familiar, que en la tercera generación (cuando el secreto se vuelve impensable) se manifiesta con las que denominamos patologías del vacío (psicosis, adicciones, trastornos alimentarios y melancolía):

...el descendiente puede registrar en sí mismo, sensaciones, emociones, imágenes, potencialidades de acción, angustias sin nombre, síntomas corporales que le parecen bizarros, desarrollar síntomas desprovistos de sentido y que no se explican sólo por su propia vida psíquica[173].

Se produce una alienación en la identidad por los efectos cosificantes que rompen con el sujeto y el ser. Los secretos suelen estar relacionados con la identidad. El suceso es tan

---

172. *Ibídem*, p. 138
173. NACHIN, C.: «Del símbolo psicoanalítico en la neurosis, la cripta y el fantasma», *El psiquismo ante la prueba de las generaciones*, Buenos Aires, Amorrortu editores, 1995.

importante que produce un efecto centrípeto y aunque no se diga, no se nombre y no se piense, todo gira a su alrededor, como un agujero negro, como el desagüe del lavabo.

En la primera generación, si ha ocurrido el suceso, es evidente que se conoce, pero se silencia. Hay un pacto explícito o implícito de silencio. Los sentimientos y afectos derivados del suceso se conectan con facilidad, pero el dolor, la vergüenza o el rechazo se desprende de la palabra y se interioriza. Todos están tristes, pero no se habla de la causa de su tristeza.

En la segunda generación el distanciamiento es más radical; hay un tabú, una prohibición y lo no nombrable (como dice Tisseron), adquiere un estatus contradictorio. Está prohibido nombrar algo por su contenido vergonzante, humillante, que ha menoscabado el narcisismo en la familia y, mágicamente, si no se nombra no ha pasado. Una especie de desmentida que cortocircuita el afecto y la representación.

En el nivel de la tercera generación la desconexión es casi absoluta. A nivel consciente no se sabe nada, pero sí a nivel inconsciente. El inconsciente, a través de la identificación, puede actuar o vivenciar el secreto ya que éste se ha transmitido a través e las generaciones. El sujeto o sujetos que encarnan esa identificación pueden ser designados inconscientemente por el resto del grupo familiar. Es importante en este punto explorar las circunstancias familiares que rodearon el nacimiento de ese sujeto, sobre todo el deseo de los padres y los sucesos que pudieron ocurrir alrededor de ese nacimiento o en épocas anteriores. Qué lugar vino a ocupar el hijo en el entramado familiar, qué nombre se eligió y por qué, y las expectativas que se crearon a su alrededor.

Los sucesos silenciados pueden ser actos perversos/ incestuosos (abuso sexual dentro de la familia), vergonzantes, que atentan contra la ley (una estafa, un robo) o contra la vida (un homicidio, asesinato o accidente), o situaciones de supervivencia extrema, en las que hay una renuncia a la identidad y/o a los valores éticos individuales para poder salvar la vida (una guerra, un éxodo[174]). Es interesante hacer una lectura social al respecto:

> Desde lo social, los secretos pueden apuntar a preservar la unidad familiar y la pertenencia a un medio social, amenazada por las transgresiones que el secreto trata de encubrir. Esas transgresiones pueden referirse a aspectos de la sexualidad, el nacimiento, la muerte, la enfermedad, o a temas relacionados con violencia o dinero. Son temas que generan algún nivel de vergüenza, desde lo individual o desde lo colectivo. La develación del secreto puede generar intensas ansiedades porque puede poner en riesgo la pertenencia al grupo social[175].

El miembro familiar involucrado en el suceso puede ser rechazado, excluido, pero también arropado y protegido. En los dos casos las consecuencias pueden ser muy dañinas para el grupo familiar porque no resuelve ni elabora nada y deja en una situación muy difícil a las generaciones venideras que pueden cargar con algo que no es suyo: cuentas pendientes y culpas ajenas.

---

174. Recordemos el anterior capítulo de las tres generaciones y el gran trauma sucedido en España.
175. ALARCÓN DE SOLER, M.: *op. cit.,* p. 139.

Respecto a los duelos en las familias, más cercanos fenoménicamente a la melancolía, también se pueden generar secretos por las circunstancias que acontecieron, o transmitirse a través de las generaciones cuando no está bien resuelto o fue un duelo inusual.

Los duelos ancestrales son duelos no procesados, en los que los ancestros siguen teniendo presencia a través de los descendientes. Estos ancestros son personajes idealizados, cuya representación ha sido investida con una fuerte carga libidinal y/u hostil y que a modo de «muertos vivos», no han logrado, por diferentes razones, una verdadera sepultura psíquica en sus descendientes. Como tales siguen teniendo vigencia en las generaciones posteriores, capturando y alienando sectores del psiquismo de uno o varios de sus descendientes. Se plantea entonces, una situación en la que el proceso identificatorio no responde sólo a investiduras abandonadas desde el espacio intrasubjetivo y libidinal propio del sujeto. Se trata de un proceso inconsciente, por el cual uno o varios miembros de una familia son identificados con el ascendiente, en relación a un tercero e investidos con la carga libidinal y/u hostil destinada a éste. Al tomar, los descendientes, esta designación para sí, un sector de su psiquismo queda atrapado en una identificación alienante[176].

La identificación alienante es la identificación primaria narcisista. No es la identificación secundaria edípica, castrada, que se descubre por detalles, gestos, decires y rasgos de

---

176. WERBA, A., Transmisión entre generaciones. Los secretos y los duelos ancestrales, https://bit.ly/2Ue78JT, p. 295.

carácter. Son identificaciones más globales y masivas cuando aún no se ha diferenciado el objeto y la identificación es la forma de relacionarse con el objeto. Operan los mecanismos de incorporación: «No te pareces a él, eres él». La filiación reconoce a los integrantes dentro de la indiferenciación. No se tolera bien la diferenciación ya que se toma como una deslealtad al sistema familiar. Los excluidos, las ovejas negras, corren el riesgo de perder su identidad, de ser apartados y desheredados. En sistemas familiares muy endogámicos los miembros más sanos pueden ser los que se quedan fuera si logran hacer algo propio y subjetivo con su vida. El precio que pagan puede ser caro, pero en la elección subjetiva hay una sana erotización de algo que está fuera de la familia. En la clínica la mayor parte de las veces los casos son variopintos, con intentos fallidos de diferenciación, intentos más patológicos, más perversos o más locos. Si me permiten la licencia, a modo de objeto transicional, hay distintas formas de salir de las fauces del cocodrilo: la droga o el objeto adictivo, las voces alucinatorias de los psicóticos, la tristeza melancólica por lo perdido. Todas las soluciones, incluso las más patológicas y fallidas, pueden tener esa intención separadora o acompañante, que evitan así el vacío y la soledad mortal.

En los duelos no elaborados se puede producir por transmisión generacional una identificación masiva al finado. Como pude observar en un paciente: comenzó con conductas de apropiación de ropa, de voz, de comportamiento, hasta llegar a un grado de psicosis y alienación en el que se confundían las identidades, la del paciente y la del muerto. En estos casos «no se puede matar al muerto» y la necesidad de no perderlo se hace presente y se encarna en un descendiente. Esos muertos-vivos encarnan toda la omnipotencia y el influjo omnipresente del patriarca o de la matriarca todopoderosa, el pilar de la familia, el que nunca puede faltar, el inmortal. Se perpetúa una presencia que ocupa todos los lugares sin dar lugar a lo nuevo, a lo subjetivo. A veces se observa un fuerte sentimiento de odio y abandono hacia esa figura perdida que deja un agujero enorme en el doliente que se queda y hay un reproche al muerto, comprensible, porque al vivo sólo le queda la posibilidad de irse detrás del muerto, muriendo en vida o desarrollando una patología mental. Otras veces he observado episodios maníacos en pleno duelo con un sentido, quizá, de liberación de los corsés y ataduras que el muerto impuso en vida. Quitarse de encima la gran carga heredada e intentar recuperar el tiempo perdido en un frenesí de actividad.

Un violín con historia

La cuestión de la transmisión puede ser cuestión de vida o muerte, pero el fruto de ello puede terminar en una hermosa historia. Ara Malikian[177], violinista libanés de origen armenio, ha conseguido el reconocimiento, por un lado, de los virtuosos y de los mejores músicos; y por otro, lo más difícil de conseguir en música clásica, el reconocimiento del gran público. Tachado de excesivo, de heterodoxo y a veces hasta de sacrílego por tocar piezas de rock o de flamenco además de las piezas clásicas, este singular artista tiene una

---

177. Biografía de Ara Malikian, https://bit.ly/2r5qHHk.

historia familiar digna de ser contada. En su gira «La historia del violín», tuve oportunidad de escucharla y me impactó.

Su abuelo paterno sobrevivió al genocidio armenio de 1915 porque alguien le prestó un violín para que fingiera ser músico y así poder salvar la vida. Hizo el éxodo al Líbano agarrado del violín. Ese mismo violín lo heredó el padre de Ara, un apasionado de la música, y que obligó a su hijo a tocar el violín del abuelo desde los tres años. Ara vivió la guerra del Líbano y ensayaba con ese violín en los refugios antiaéreos. Huyó de la guerra y, otra vez gracias al violín, pudo emigrar a Alemania para estudiar música. Se inventó una historia sobre el valioso violín del abuelo porque se avergonzaba y no conocía bien su historia real: decía que era un violín que tocó el mismísimo Paganini y que pertenecía a un gitano zíngaro. Luego hizo de la historia real el hilo conductor de su exitosa gira «La increíble historia del violín».

A los catorce años lo becaron para estudiar en la Hochscule für Musik und Theater Hannover; fue el alumno más joven admitido en esa escuela. Luego fue a Londres y recibió clases de los más prestigiosos profesores del mundo. Ha recibido numerosos premios y ha tocado en las salas más prestigiosas del mundo. Fue el único violinista que sabía tocar el repertorio completo de Paganini. En diversas entrevistas manifestó que su único interés es transmitir la música a la gente mundana en un lenguaje simple, pero lleno de emoción y de pasión, y huye del esnobismo de la música clásica que sólo llegaba a un sector reducido de entendidos y burgueses. Un artista reconocidísimo, pero de alguna forma despreciado por un sector demasiado elitista y purista del que el músico también reniega. Durante el concierto al que asistí, Ara admitió que él no toca el violín, sino que es el violín el que es tocado por él. El violín tiene vida propia, renace en cada concierto, en cada ensayo. Salvó tres vidas y así, la deuda se hace regalo para los oídos de la gente vulgar, de los perdedores, de los desheredados.

En los últimos compases del concierto Malikian toca la pieza *1915* y la dedica a los refugiados sirios. Una pieza que él mismo compuso para recordar el genocidio armenio del que su abuelo sobrevivió. El violín no suena, llora por todos los muertos del genocidio armenio, por todos los refugiados sirios y el público vibra de emoción, guarda silencio absoluto: puede sentir la angustia, la pena, la rabia que transmite ese violín. Un miembro de tercera generación resucita un objeto muerto —el violín del abuelo— para saldar una deuda. Una deuda de vida. El violín que salvó tres vidas —dignificado y revivido— transmite pasión y vida al que lo escucha, tiene el don de dar vida. Seguramente Ara Malikian no pudo elegir su destino porque ya estaba marcado. Su padre le impuso el violín desde la más tierna infancia —sacrificándola en parte— y Ara no solo lo tocó, sino que se convirtió en uno de los mejores violinistas de la actualidad, el mejor de su generación, según el gran violonchelista Rostropóvich. La deuda ya está saldada.

El carácter melancólico castellano

Vinculado a la transmisión, se puede considerar la idiosincrasia —el carácter que define a un conjunto de individuos, sea un pueblo, una región o una zona— en la que los elementos comunes identitarios son observables. Es un ejercicio donde se pierde quizás al sujeto, el caso concreto, pero conviene considerar lo común, para luego desmitificar, desindentificar y subjetivar a lo largo de las sesiones de terapia. En Castilla en particular, y en el resto de la España rural vacía en general, las condiciones de vida han sido duras y difíciles. Está claro que no es un vergel de abundancia y la tierra ha sido y es pobre. Esto ha imprimido a sus gentes un carácter triste, austero, algo espartano. En ciertos casos se han magnificado y desarrollado en generaciones posteriores unos rasgos que no se entienden, a no ser que pensemos en las dificultades vitales que tuvieron nuestros abuelos, bisabuelos, incluso nuestros padres. No olvidemos que todos venimos del pueblo, nuestro origen. Quizás se den más importancia a los rasgos negativos y endogámicos... pero considero que nos ayudan a entender la esencia melancólica. Estos rasgos, conscientemente exagerados, a mi entender, son los siguientes.

El afán acumulativo, ahorrativo y la tacañería, como rasgo que viene de esa necesidad anterior que pudieron tener nuestros antepasados de no perder nada, porque apenas tenían: eran pobres. El dinero y el patrimonio se acumula sin disfrutar de él, como si fuera una parte del ser irrenunciable. Es común expresar este afán retentivo con una frase muy castellana: «Serán los más ricos del cementerio». Vivir es un sacrificio, y lo poco o mucho que se tiene sirve para completar al ser, insignificante y pobre. Hay culpa y está mal visto ser desprendido, gastar, el exceso. Acumular por lo que puede venir hace que no te olvides de dónde vienes, tus orígenes. Se es pobre siendo rico. ¿Para quién son esos bienes acumulados, qué deuda hay que pagar? Todo esto se conecta bien con las ideas de ruina que a veces traen nuestros pacientes depresivos. Ancianos que tienen holgado patrimonio, pero que al deprimirse creen que están en la ruina, que los echarán de su casa, les faltará de comer, les quitarán la pensión y las tierras y sus hijos heredarán las deudas.

Otro rasgo es el arraigo y la lealtad inquebrantable a la familia. Hay un sentimiento muy intenso a la pertenencia y a la tradición familiar. La dificultad aparece en los hijos, cuando se van o se casan. La madre, matriarca, gallina todopoderosa, tolerará mal perder a su hijo, su falo, el niño que crió en sus entrañas, el hijo del alma arrancado de su lado. Los hijos tienen distintas malas soluciones; una de ellas es llevarse a la madre pegada al piso de arriba, de enfrente o de al lado. Madre que entra, sale, dispone y organiza en la casa de los cónyuges. Otra mala solución es la elección de una pareja: en el caso de los varones, una mujer sólo madre y, en el caso de las mujeres, elegir un varón inseminador que, en cuanto nacen los hijos, pasa a ser un donnadie. En la fórmula narcisista, sólo caben dos, no tres. Las relaciones acaban mal o continúan peor.

La tramitación de las pérdidas, los duelos, también tienen su idiosincrasia. Se toma la parte por el todo y la pérdida trae desunión, conflictos serios, comportamientos ruines y el reparto de la herencia se convierte en una guerra sin cuartel. Hay una apropiación indiferenciada de los bienes. Todo es de todos y así es imposible dar a cada uno lo suyo. La endogamia muestra su lado más cruel. Se prefiere perder la relación con un hermano que renunciar a una tierra seca y estéril.

Al igual que los duelos, las separaciones y los cambios evolutivos y vitales se hacen muy dificultosos. Se incorpora excesivamente al ser, los objetos de amor o el trabajo. Hay dificultades inmensas de renuncia, de cambio de registro. Las jubilaciones vuelven a algunos seres tristes, despojados de sí mismos. El trabajo va en el ser, al igual que los divorcios y las rupturas; sobre todo en los varones, se sienten inservibles, herido su orgullo, cornudos y feminizados. Se alcoholizan, se aíslan y se desechan así mismos en un rincón del bar. De tenerlo todo a no tener nada.

> Sin falta y sin deseo, el melancólico pasa de la exultación de estar ilusoriamente colmado a la desesperación de haberlo perdido todo[178].

A veces el carácter castellano parece hosco y frío, poco amigable, no muy abierto a la diferencia y al cambio, metido en sí mismo, hermético y retraído. Pero también leal, honrado, fiel, austero y espartano, poco amigo del trapicheo, muy amigo de la norma y la legalidad. Castilla pertenece a la España vacía y esto imprime unas características singulares y propias. El poco intercambio con lo diferente, la poca mezcla de culturas, la ubicación geográfica y la distancia al mar, ha dificultado la salida a lo social y se ha tenido que emigrar para ver mundo. Un mundo lleno de descendientes

---

178. JURANVILLE, A.: *La mujer y la melancolía* (1993), Buenos Aires, Nueva Visión, 1994, p. 41.

del pueblo, cada uno el suyo, porque nuestro primer abuelo llevaba boina y alpargatas.

La familia tradicional y endogámica: La casa de Bernarda Alba

En la familia endogámica —al menos de la que podemos hablar—, la familia tradicional española, la de nuestros padres y abuelos, la heredada desde hace varias generaciones y con la singularidad que marca el carácter de la España vacía y la época histórica que tocó vivir, hay una serie de características comunes importantes de señalar. La estructura de los miembros familiares suele orbitar alrededor de un miembro omnipotente, todopoderoso y dominante que ostenta la figura de patriarca o matriarca. Al igual que un superyó real es una figura temida, venerada, incuestionable y muy idealizada. Guarda todos los ideales, todos los mitos, todas las esencias y emblemas de la familia. Los demás miembros quieren ser como esa figura y se suelen identificar introyectando/incorporándola. Las relaciones, vínculos o elecciones de objeto suelen ser muy narcisistas, por lo que hay debilidad y escasa resistencia en los vínculos, aunque la apariencia sea de familia «piña», muy unida, indestructible y fuerte. Uniones frágiles basadas en lo imaginario: si falta uno de los miembros todo se desmorona, se rompe el espejo donde todos se miran. Y si falta el patriarca/matriarca el derrumbe es brutal. En la clínica observamos bien estos fenómenos de desestabilización familiar cuando hay una pérdida. Los miembros más pegados a la figura omnipotente perdida se van detrás de ella, se mueren, se vuelven locos o la familia se descompone en luchas fratricidas, reproches mutuos y odios latentes de tiempos ancestrales. Todo es una apariencia, y las apariencias engañan.

La película española *La gran familia*[179], estrenada en pleno franquismo, retrata ese ideal impuesto por la dictadura de lo que debe ser una buena familia: numerosa (en la película son quince hijos), feliz, con los lugares bien establecidos y asignados, sobre todo el de la mujer, abnegada madre, esposa, ama de casa y siempre con una sonrisa en la boca. Ese modelo patriarcal, interiorizado por varias generaciones, es puro ideal e imaginario. El estreno de la película coincide con el comienzo del periodo desarrollista de la dictadura que una década después produjo el *baby boom* de los años setenta, tras la liberación y alivio que sintieron muchos españoles luego de la muerte del dictador. Un modelo familiar de apariencia feliz que puede convertirse en pesadilla cuando falta algo. Mi pregunta es cómo se puede permitir una familia obrera, labriega o humilde, de aquella época, mantener a tantos hijos. El modelo se pervierte enseguida. Fue un modelo interesado y publicitado por las clases ricas y poderosas para poder tener mano de obra barata para sus negocios, para que sirvan en sus casas y para que trabajen los campos de sus latifundios. Con muchas bocas que mantener los pobres se veían obligados a enviar a los hijos a servir, a trabajar gratis, antes de que se muriesen de hambre. La posguerra, en la que se pasó hambre y necesidad, estaba muy reciente y presente. Había miedo a que se repitiera lo traumático de una guerra. Se agachaba

---

179. F. PALACIOS, *La gran familia,* película, 1962.

la cabeza, había resignación y había que tragar con todo. Con la inestimable ayuda de la Iglesia católica, apostólica y romana, que señalaba el pecado y lo que se desviaba de ese modelo ideal de familia «como Dios manda». En *Los santos inocentes* —que antes hemos comentado— se retrata con amargura esa otra realidad: la de los pobres, esa otra España oculta y mísera. En esa película es muy interesante la lectura inversa: es la miseria de los ricos la que sale a relucir, la que avergüenza al espectador, la que nos hace ponernos de parte del pobre, del humillado.

Federico García Lorca (1898-1936), poeta y dramaturgo de la generación del 27, muere fusilado un mes después de iniciarse la guerra civil española, el 18 de agosto de 1936. El 19 de junio, dos meses antes, escribe *La casa de Bernarda Alba. Drama de mujeres en los pueblos de España*[180]. La obra en tres actos está protagonizada exclusivamente por mujeres; Bernarda, la matriarca, de 60 años, la madre de Bernarda, 80, las cinco hijas de Bernarda: Angustias, 36 años, Magdalena, 30, Amelia, 27, Martirio, 24 y Adela, 20, las criadas, Poncia, 60 y Prudencia, 50. En el primer acto la escena nos presenta la situación y los personajes: ha fallecido el segundo marido de Bernarda y se muestra el luto y la dramatización de éste en la casa de Bernarda. La escena del velatorio, con sus gestos, actos y decires, nos resuena en la memoria, nos identifica con nuestra particular cultura y la forma que tenemos de despedir a los muertos. Las plañideras, las mujeres del pueblo, gritan y lloran sin emoción, se abanican, Bernarda reza...Ya vemos

---

180. GARCÍA LORCA, F.: *La casa de Bernarda Alba* (1936). *Obras selectas,* Madrid, Espasa Calpe, 1998.

la inquina, el odio y la hipocresía que rodea el duelo; las mujeres cuchicheando, criticando. La figura de Bernarda es odiada y temida por todos. La primera palabra que dice Bernarda es «¡Silencio!» Entra en escena con el bastón de mando, golpeando, imponiendo, gritando. Bernarda es la matriarca omnipotente, la dominante y sádica, el superyó voraz, el imperativo categórico que no concede lugar para la vida ni la alegría. Dice Bernarda:

> En ocho años que dure el luto no ha de entrar en esta casa el viento de la calle. Haceros cuenta (a sus hijas) que hemos tapiado con ladrillos, puertas y ventanas. Así pasó en casa de mi padre y en casa de mi abuelo. Mientras, podéis empezar a bordar el ajuar[181].

En el primer acto ya se siente el opresivo encerramiento de la casa, la tristeza y la rabia de todas hacia Bernarda; la familia metida en sí misma, el aroma a lo mortífero, a lo sadomasoquista, al sacrificio y sufrimiento porque sí, los lugares asignados inflexibles y el orden social clasista y despreciativo con el pobre. En casa de Bernarda impera la apariencia. No son ricos, pero tampoco pobres, por lo que este lugar siempre genera conflicto. El carácter de Bernarda, siempre agrio, irritable, insoportable, genera odio en los que la rodean.

La hija mayor de Bernarda, Angustias, es hija del primer matrimonio de Bernarda y tiene una gran herencia de su padre rico. El resto de las hermanas son hijas del segundo marido de Bernarda. Angustias es pretendida por Pepe

---

181. *Ídem*, p. 694.

el Romano, por su dinero. Adela, la hija menor, se rebela contra el opresivo enclaustramiento y mantiene una relación amorosa oculta con Pepe. Dice Adela:

> ...yo no quiero estar encerrada. ¡No quiero que se me pongan las carnes como a vosotras! ¡No quiero perder mi blancura en estas habitaciones![182]

Renuncia a vivir como el resto de sus hermanas, subyugadas al mando de Bernarda, resignadas, pero a la vez hartas y amargadas.

En el segundo acto empieza a desarrollarse y a mascarse la tragedia. Adela, la hija menor, se ve furtivamente con Pepe el Romano. Martirio está enamorada de él y Angustias está prometida con él. El deseo de hombre es intenso en las hijas solteras de Bernarda. La pasión de Adela es incontenible, los celos y envidia de Martirio irrenunciables. Poncia, la criada, advierte a Bernarda sobre la tormenta que se va a desencadenar, pero Bernarda confía en su dominio y en la obediencia de sus hijas. «...yo no me meto en los corazones, pero quiero buena fachada y armonía familiar»[183] dice Bernarda.

En el tercer acto sobreviene la tragedia. Adela está dispuesta a todo con tal de irse con Pepe el Romano:

> Yo no aguanto el horror de estos techos después de haber probado el sabor de su boca. Seré lo que él quiere que sea. Todo el pueblo contra mí, perseguida por los que dicen que son

---

182. *Ídem*, p. 707.
183. *Ídem*, p. 747.

decentes, y me pondré delante de todos la corona de espinas que tienen las que son queridas de algún hombre casado[184].

Martirio descubre a Adela y le cuenta a Bernarda sobre sus intenciones con Pepe. Adela rompe el bastón de Bernarda. Bernarda coge una escopeta y dispara espantando a Pepe el Romano, pero Martirio hace creer a Adela que lo ha matado. En la última escena Adela se ahorca y termina la escena con el memorable final:

Dice Bernarda:

> ¡Descolgarla! ¡Mi hija ha muerto virgen! Llevadla a su cuarto y vestirla como si fuera doncella. ¡Nadie dirá nada! ¡Ella ha muerto virgen! ¡Avisad que al amanecer den dos clamores de campanas! Y no quiero llantos. La muerte hay que mirarla cara a cara. ¡Silencio! ¡A callar he dicho! ¡Las lágrimas cuando estéis solas! ¡Nos hundiremos todas en un mar de luto! Ella, la hija menor de Bernarda Alba, ha muerto virgen. ¿Me habéis oído? Silencio, silencio he dicho. ¡Silencio![185]

La obra tiene un interés indudable desde el punto de vista literario y cultural. Es el retrato costumbrista de una familia española de ámbito rural, de la España vacía. Los dichos y decires constantes, tan familiares, tan de nuestras madres y abuelas. La magnífica prosa y el simbolismo de Lorca. Pero lo que nos interesa rescatar aquí es la estructura familiar esbozada. Una familia dominada por Bernarda, con vínculos endebles y frágiles, marcados por el odio hacia

184. *Ídem*, p. 760.
185. *Ídem*, p. 765.

Bernarda y una rivalidad fraterna terrible, marcada por la envidia. Una familia de fachada, que sólo se preocupa del qué dirán, puro imaginario. Está prohibido el deseo y el ambiente es irrespirable y deprimente. Lutos interminables, una casa encerrada en sí misma, sin libertad, sin acceso a lo externo. El deseo intenta ser arrasado y parece que Bernarda lo consigue. Con el pasar de los años las hijas se van agriando, la vida pasa con una cotidianeidad mortal, todas alrededor de Bernarda, cumpliendo su mandato. Bernarda, matriarca que ha interiorizado el estilo más patriarcal y tradicional, rancio y mítico, encarna el padre de la horda primitiva, el de los orígenes, el gozador, la bestia omnisciente, el ojo que mira todo. Lo que escapa a su control solo puede huir o morir. El deseo de Adela es aplastado, aniquilado y la muerte acecha siempre, aunque la pasión palpita debajo de cada blusa de las hijas. Tánatos guardando la casa, lo viejo, el silencio, la no-vida. Nos preguntarnos cuál fue la historia de Bernarda, qué perdió, cómo fue su infancia, qué le hicieron los hombres, porqué enviudó por primera vez, qué le pasó a sus padres y a sus abuelos, qué secretos familiares hubo, qué herida narcisista se infligió, pero, sobre todo, qué vivió García Lorca para transmitir, en esta obra corta y sencilla, tanta crudeza, tanto lirismo, tanta belleza. La gran belleza.

VI

Los síntomas

El vacío / La tristeza. Los afectos y los sentimientos / El rictus. El cuerpo / La inhibición. El enlentecimiento / La anhedonia. La afánisis / Los delirios. El pensamiento / Los ritmos vitales. El tiempo y el espacio / El suicidio / La culpa / La manía / Los lugares de la melancolía

En este apartado describiremos los síntomas desde la clínica, pero con una lectura fundamentalmente psicoanalítica. Sin dejar de lado los valiosos aportes de la fenomenología y la vivencia subjetiva del síntoma.

De acuerdo con el método clínico, la descripción precede a la interpretación y a la construcción teórica. De ahí que, aunque la observación sea también dependiente de la teoría, las cosas bien hechas tienen su orden. Cuando éste no se respeta, de repente nos encontramos con la carreta delante de los bueyes, es decir, tomamos por un dato clínico lo que en realidad es una abstracción teórica [...] primero se debe escuchar con atención y se observa hasta el último detalle, y después, se acuerda la explicación más acertada[186].

En este sentido, los profesionales que trabajan en el ámbito de la sanidad pública tienen una oportunidad de oro para poder observar mejor los fenómenos clínicos de la locura y luego poder teorizar sobre ellos.

Las manifestaciones clínicas observadas deberían ir de lo objetivo y común a lo subjetivo y singular.

Aunque hay otras guías, desde hace algunos años suelo orientarme por un modelo iluminado por tres lámparas: el signo, la experiencia y la función. En primer lugar, se trata de precisar lo genuino del fenómeno y su textura recurriendo a un tipo de análisis basado en la semiología clínica. En segundo lugar, dejando a un lado la vocación objetiva y adentrándonos en la subjetividad y en lo singular de cada quién, la indagación se centra en el ámbito de las experiencias, pues es ahí donde se muestra la peculiar afectación de las manifestaciones clínicas en cada sujeto y su significación particular. Por último, el análisis funcional también se desarrolla en el plano subjetivo, y está destinado a averiguar el papel que desempeña para cada uno el síntoma que ha construido y la eficacia o el lastre que le reporta. Se

---

186. ÁLVAREZ, J. M.ª: *Estudios de psicología patológica*, Barcelona, Xoroi edicions, 2017, p. 159.

trata, por tanto, de un enfoque que va del signo al síntoma, de lo objetivo a lo subjetivo y de lo general a lo singular[187].

Los síntomas aparecen con toda su crudeza en las fases depresivas, aunque algunos de ellos permanecen de manera atenuada en periodos asintomáticos. Los que analizaremos pertenecen a la psicopatología de los periodos o fases depresivas melancólicas y finalizaremos con la manía y su posible significado. Pero antes me gustaría señalar que en la melancolía la intensidad y la gravedad de los síntomas tiene un espectro amplio y variable, como en cualquier otra entidad clínica. Tendemos a diagnosticar las depresiones melancólicas por su gravedad. Al estar inscritas en la psicosis, los síntomas que a continuación señalaremos tienen como referencia un cuadro depresivo paradigmático y claramente diferenciable de otras patologías. En los casos leves el diagnóstico se complica y transitará en la delgada línea existente entre neurosis obsesiva y melancolía. Muchos de estos procesos se diagnosticarán como depresiones en una estructura obsesiva cuando en realidad son estructuras con rasgos melancólicos y leves descompensaciones. No obstante, si el profesional tiene sentido común y acepta sus límites en el tratamiento, sabrá derivar al psiquiatra los casos que necesiten un apoyo farmacológico, ya que, por este mismo razonamiento, la gravedad o el excesivo alargamiento en el tiempo de los síntomas inducirá al terapeuta a derivar cuando el caso lo requiera. En estos casos, los radicales defensores de su propia teoría, al conocer poco o nada la de los demás, tendrán más

---

187. *Ídem*, p. 191.

dificultad y más prejuicios para derivar cuando procede. En este sentido es lícito preguntarse: ¿Cuánto tiempo es éticamente razonable mantener a un paciente con su síntoma, su sufrimiento y su incapacidad de hacer frente a su vida, a la espera de que la psicoterapia dé sus frutos? En el terreno de las psicosis considero que hay que aliviar ese dolor temprano, y en el terreno de las neurosis, donde el síntoma juega un papel más simbólico, se podría esperar más. Pero aparece una trampa: la tendencia —seguramente inconsciente— de los psicoanalistas o psicoterapeutas a diagnosticar más neurosis porque se manejan mejor en ese terreno. También es muy saludable admitir que la sanidad pública curte más al profesional que la sanidad privada, ya que los casos son más graves y variopintos, simplemente porque la cantidad de consultas es inmensa y la experiencia en este sentido es impagable. Por el contrario, la disponibilidad del tiempo y la frecuencia de consultas es muy escaso para poder hacer las cosas mejor.

El vacío

Si especulamos sobre el síntoma esencial y nuclear de la melancolía podemos inferir que este síntoma es un vacío. No de significado como en la esquizofrenia donde aparece el significante desnudo. Es más bien un vacío vital que no apela a nada ni a nadie, un vacío mutista, aterrador, sin siquiera ideas obsesivas banales que lo rellenen ni el nihilismo como postura vital. Tampoco hay sentimiento de tristeza, solo anestesia afectiva. Se debe parecer al estado nirvánico que Freud imaginó en *Más allá del principio del placer*, donde el ser no desea ni demanda nada, donde no hay estímulo-respuesta, donde no hay energía vital, ni tiempo ni espacio, ni por supuesto nada de qué angustiarse. Un estado pretérito, antes de la vida.

Solo en una ocasión tuve ocasión de percibir esa sensación de vacío al observar el rostro aterrado de una paciente diagnosticada de trastorno bipolar. Se encontraba en estado catatónico y le aplicaban terapia electroconvulsiva. Los ojos debían estar mirando cara a cara a la nada, al vacío desnudo, y el terror de su expresión se grabó en la retina de los que asistimos a esa escena. Luego, por fortuna, con el tratamiento aplicado se curó de manera espectacular.

En este sentido, los síntomas que por lo general encontramos en la clínica son síntomas que pretenden rellenar ese vacío. Las rumiaciones y las ideas circulares y pesimistas, el nihilismo, incluso la tristeza infinita, siempre es mejor que sentir de cerca el vacío y la nada.

La tristeza – Los afectos y los sentimientos

La tristeza del melancólico posee unas cualidades específicas: es una tristeza profunda, infinita, honda, «que cala hasta los huesos», duele y se encarna en el cuerpo, como luego veremos. Muchos autores la describieron como una tristeza vital, esencial, señalando así el carácter constitutivo/ estructural de la tristeza melancólica.

Mientras en materia de Nosografía las propuestas son dispares, a la hora de definir la melancolía la mayoría de los autores coinciden. Se trata de un padecimiento o estado doloroso en el que la alteración afectiva o emocional es primaria y los trastornos intelectuales (delirios), de aparecer, son secundarios. Tal es el énfasis que se puso en separar los afectos de las ideas, tal fue la insistencia en el predominio de los primeros sobre los segundos, que sólo se hablaba de verdadera melancolía cuando se podía objetivar esa supremacía[188].

En muchos casos el paciente no tiene ninguna palabra precisa para describir la vivencia, lo que indica el carácter inefable de ésta y su inaccesibilidad al lenguaje. La mayoría de las veces es el profesional quien marca la palabra, aunque muchas veces el paciente descarta el término: «no estoy triste, es otra cosa».

La importancia atribuida a la tristeza se desluce ante la atracción que suscitó y el valor que se le concedió al dolor del alma. Melancolía y dolor anímico se convertirán, gracias sobre todo a los tratadistas alemanes, en conceptos inseparables [...] Siguiendo en esto muy de cerca de Guislain, Griesinger afirma que el dolor psíquico está presente en la mayoría de los estados fundamentales de la locura[189].

La tristeza es tan corporal que el «dolor del alma» y los equivalentes depresivos sustituyen a la vivencia de tristeza. Es una tristeza fuera de lugar, arreactiva a los cambios y

---

188. *Ídem*, p. 171.
189. ÁLVAREZ, J. M.ª: citando a Griesinger, *Estudios de psicología patológica, op. cit.*, p. 165.

desconectada de los avatares de la vida. Una tristeza autista, ajena y alienada, que la coloca en el terreno de las psicosis: es la tristeza de los locos. Otras veces, la incapacidad de sentirse triste provoca angustia y espanto en el paciente; la anestesia afectiva produce una vivencia de estar muerto, de estar en estado vegetativo y arreactivo. La tristeza —afecto que humaniza al ser—viene a ocupar un lugar de alivio; la tristeza podemos llorarla, hacer algo con ella, sublimarla, sentirla, dolerla. Pero no con el vacío, pura pulsión de muerte. Podemos hacer una analogía forzada: la tristeza es a la melancolía lo que el delirio a la psicosis (esquizofrenia o paranoia). Es un segundo momento, estructurador, humanizante y defensivo.

Desde el punto de vista psicoanalítico podemos decir que es una tristeza sin castrar, sin límites, loca y literal, no mediada por la represión, y por lo tanto repudiada. El inconsciente destapado y sin tapujos, lo real en primer plano, por lo que el cuerpo dolorido habla mudamente. No hay representación para el afecto triste del melancólico. No hay ligadura y el afecto desbordado se infiltra en todo el ser.

Otro de los afectos encontrados con frecuencia en el melancólico es la llamada disforia. El malhumor, el enfado, la intensa irritabilidad, traducen con más claridad el sentimiento de ira y odio que habita dentro del melancólico. En el discurso predomina la ironía, el sarcasmo, la burla, cuando no la hostilidad manifiesta hacia el otro. Estados mixtos de disforia, tristeza y euforia se observan con cierta frecuencia en los melancólicos/maníaco-depresivos.

Los sentimientos más vitales y que predominan con mayor

frecuencia son los de incapacidad, culpa y vergüenza[190]. El melancólico siente que su valía se encuentra muy reducida y siente una tremenda incapacidad para afrontar cualquier situación, actividad o empresa por nimia que sea. Este sentimiento conecta bien con el empequeñecimiento del yo que se produce en el melancólico. La culpa será analizada más adelante, conectada al sentimiento de indignidad.

El rictus – El cuerpo

> El cuerpo del depresivo se vuelve un texto más o menos denso e hiriente en función de la gravedad. Un escrito hipocondriaco y dolorido que solo piensa en sí mismo, pero que contagia con su tinta negra el mundo que le rodea, pues no puede evitar sentirse causante de dolor para sí mismo y los demás[191].

El rictus del melancólico es la manifestación de la tristeza en el rostro: ojos apagados y vidriosos, frente contraída por el típico «omega melancólico»[192] descrito por los clásicos. Es muy típico el dolor, la opresión en la parte cefálica frontal, vivenciada como dolor/tristeza. La facies hipomímica es otro signo típico para describir el rostro sin

---

190. El sentimiento de vergüenza aparece en la niñez, cuando la exhibición de ir desnudo sin importar la mirada del Otro, es sustituida por el pudor/ vergüenza, tapándose ante esa mirada del Otro. Es la sustitución del goce por el límite, el paraíso por lo civilizado. Una metáfora muy pertinente es la gráfica imagen de Adán y Eva y la posterior expulsión del paraíso: «taparás tus vergüenzas y harás tu vida».

191. COLINA, F.: *Melancolía y paranoia*, Madrid, Síntesis, 2011, p. 87.

192. SCHÜLE, H.: *Traité clinique des maladies mentales*, París, Lecrosnier, 1888.

vitalidad. La fatiga o el cansancio también es habitual y, a veces, se vivencia como una verdadera gripe: postración, encamamiento y falta de energía. Otras veces, diversos dolores llevan al paciente a consultar a distintos especialistas médicos que buscan en vano la causa orgánica del cuadro. Esta expresión tan corporal del síntoma ha llevado a los psiquiatras a clasificar la melancolía dentro de los cuadros típicamente biológicos y endógenos debido a la notable respuesta a las terapias biológicas. Este hecho también acerca la melancolía a los cuadros psicosomáticos, ya que en vez de la palabra es el cuerpo el que habla. En ocasiones la alexitimia es muy marcada por lo que es difícil distinguir la melancolía de la depresión esencial típica de los cuadros psicosomáticos. En la depresión esencial de los psicosomáticos el sentimiento de tristeza está totalmente ausente, no hay angustia ni ideas suicidas. El paciente se asemeja a un robot y es escandalosa la falta de emoción y empatía.

En la melancolía, el dolor y el sufrimiento pueden sustituir a la afectividad y enmascarar o mezclarse con la tristeza de forma absoluta; toman al cuerpo como rehén en lo sintomático. El afecto se encarna y corporiza en dolor.

La inhibición – El enlentecimiento

La desvitalización es tan generalizada que afecta a todas las funciones del ser, sean corporales o mentales. La inhibición aparece de forma global y hay un enlentecimiento llamativo y observable de la motricidad: el paciente está torpe, se mueve despacio, le pesa el cuerpo, la vivencia de la temporalidad se alarga hasta el infinito, el lenguaje se inhibe a veces hasta el mutismo. El metabolismo se ralentiza y a menudo las digestiones se enlentecen y provocan un estreñimiento intenso. El pensamiento también se vuelve torpe y bradipsíquico. Los cuadros más graves de catatonía y estado vegetativo reflejan el mayor grado de inhibición que la melancolía puede provocar.

Es difícil explicar estos grados de inhibición sin acudir a las explicaciones biológicas, aunque desde el psicoanálisis podemos recurrir al concepto de pulsión de muerte y hacer una analogía entre la inhibición melancólica y el estado de estar muerto en vida, solo observable en estos cuadros catatónicos que se dan mayormente en la melancolía y con menos frecuencia en la esquizofrenia. Hay cuadros neurológicos equivalentes a la catatonía, como los estados estuporosos y comatosos que, como sabemos, son estados preliminares a la muerte.

La anhedonia – La afánisis

Durante mucho tiempo la anhedonia se convirtió en síntoma princeps para diagnosticar la melancolía. La incapacidad de disfrutar de las cosas es un síntoma de la depresión pero no es específico de la melancolía. Quizá el grado de anhedonia en la melancolía sea más intenso y global, pero no patognomónico. Sin embargo, la abolición del deseo sí puede ser más específico de ésta. Como hemos visto antes, el deseo es la versión purificada de la pulsión al pasar por la castración, por lo que los psicóticos no pueden acceder a este registro. La falta de deseo o afánisis es evidente en los periodos depresivos, pero fuera de estas fases depresivas los melancólicos aparentemente pueden desear o parece que desean. Difícil cuestión. Al no conocer el deseo pueden sustituirlo por otra cosa, una especie de pseudodeseo vivido como un impulso a la acción que asemeja al verdadero deseo neurótico. La actividad entonces se encarga de sustituir al deseo. También se observa esta falta de apetencia en las funciones de conservación más importantes, como son el sueño, la alimentación y el deseo sexual. La aversión a la comida, el insomnio y la disminución de la libido son muy característicos del estado depresivo melancólico y es este el cuadro psiquiátrico donde estas funciones se ven más alteradas de forma muy específica y característica.

Los delirios – El pensamiento

Hay tres temáticas que se repiten con mayor frecuencia en el pensamiento de los melancólicos: la ruina, la enfermedad y la culpa/indignidad. Pueden adquirir diversos grados: desde la preocupación obsesiva hasta un verdadero delirio en las formas más graves. Estas temáticas apuntan a la pérdida (económica, de la salud y de dignidad/moral) y producen un menoscabo a la integridad del yo. Los delirios melancólicos fueron magníficamente descritos por Jules Cotard (1840-1889), alienista francés que publicó sus trabajos sobre los delirios de negación o nihilistas entre los años 1880 y 1889 y que aún llevan su apellido: los delirios cotariformes o delirios nihilistas de Cotard[193]. Describe una serie de casos donde los pacientes

---

193. *Cf.* J. COTARD y J. SÉGLAS, *op. cit.*

viven una verdadera «desaparición» de los órganos corporales y, en los casos más graves, niegan la existencia misma del sujeto. Podemos encajar estos delirios en la temática hipocondriaca. En esos tiempos no había terapias farmacológicas y suponemos que se observaban con mucha mayor frecuencia que en la actualidad. Los delirios de ruina contrastan con la realidad de forma muy llamativa por el afán de acumular y no asumir riesgo económico que suelen presentar los pacientes, lo que revela de forma destacada los rasgos anales de carácter retentivo. En los periodos no depresivos, esta temática se insinúa en forma de rasgos de carácter más constitutivos, como son la tacañería y el afán de ahorro, las preocupaciones por la salud y la baja valoración de sí mismos.

Estos delirios narcisistas tienen la peculiaridad, a diferencia de la esquizofrenia y de la paranoia, de ser ideas encapsuladas en el yo del paciente; es decir, no son delirios que, de alguna manera, se relacionen con el Otro. En la paranoia el Otro está presente aunque sea de manera persecutoria, a diferencia de la melancolía en la que el Otro está excluido de la escena. Es su fortuna, su salud, su moral, la que está en juego. En este sentido el melancólico está solo en el mundo, todo está hacia dentro, el narcisismo/egocentrismo es más manifiesto y no hay interpelación por parte del Otro. Quizá este hecho añada más inquietud al cuadro y evidencie así la incapacidad de amar y por tanto de poder influir sobre el sufrimiento del melancólico.

A diferencia del paranoico, el melancólico configura su axioma de certeza en relación con su propio ser considerado como indigno, razón por la cual hacen referencia a faltas cometidas que no tienen perdón o a la merecida condenación que les espera. Los clásicos hacen referencia a la inoperancia de los delirios melancólicos[194].

En la paranoia el delirio da una explicación y alivia el sufrimiento del sujeto. Sin embargo, en la melancolía acentúa el sufrimiento ya que insufla una carga dolorosa al yo por el mecanismo de introyección. En la paranoia la proyección expulsa al Otro la carga culposa y doliente.

En cuanto a la forma del pensamiento, el melancólico se parece al obsesivo. Comparten una forma rumiativa, repetitiva, circular y torturante. Las ideas de tinte pesimista invaden al yo y lo bloquean, lo incapacitan para la acción. A diferencia del obsesivo, la duda del melancólico no tiene límites y la incapacidad de decidir/elegir se hace patente. El enlentecimiento del pensamiento (bradipsiquia) es un síntoma muy específico a destacar. Este pensamiento circular y masoquista evoca la pulsión de muerte, ya que no ejerce ninguna función protectora ni da un sentido o representación a nada. Son ideas vacías, banales y crueles.

Los ritmos vitales – El tiempo y el espacio

La tristeza melancólica, como referimos antes, es arreactiva y discordante con los avatares biográficos del paciente. De este modo se establece una ruptura con el devenir del sujeto y su evolución vital. No obstante, la tristeza y los síntomas tienen un ritmo establecido que al no poder sincronizar

---

194. ÁLVAREZ, J. M.ª: *Estudios sobre las psicosis*, Madrid, AGSM, 2006, p. 173.

con lo biográfico-psicológico, lo intenta sincronizar con lo más biológico-real y compartido con la naturaleza. Esta sincronización puede ayudar al melancólico a no pararse en la inermidad de la muerte. Los ritmos circadianos/biológicos son muchas veces la tabla salvadora a la que aferrarse. Un síntoma muy típico es el polo matutino de la depresión; los pacientes están peor por la mañana y mejoran a lo largo del día, les cuesta arrancar mucho por la mañana y están mucho más inhibidos y lentos. También son muy características las recaídas estacionales, sobre todo en otoño, pero también en primavera. El otoño simboliza en la naturaleza el declive, la caída de la hoja, en definitiva, el sentido de la muerte. El melancólico sincroniza con comodidad su ser a este periodo estacional. Las recaídas primaverales, que pueden ser maníacas pero también melancólicas, pueden escenificar la pereza a ese volver a la vida que simboliza la primavera. Pero en los síntomas maníacos también parece que hay una sincronización con el exceso de vitalidad que se produce en la naturaleza. Muchos episodios maníacos se precipitan con el *jet lag* y la pérdida del ritmo temporo-espacial habitual que sucede en los viajes transoceánicos.

Las coordenadas temporo-espaciales y los ritmos vitales tienen un peso importantísimo en el ser melancólico. Sirven como punto de anclaje para evitar la pérdida y la descompensación. Son vitales para no pararse en la atemporalidad la muerte. No obstante estas coordenadas llevan su reverso de descompensación, ya que en su cambio de ritmo puede precipitar las recaídas. Ese afán del melancólico por pegarse literalmente al espacio y al tiempo para evitar la pérdida se vuelve su propio verdugo. En fases de cambio, donde las coordenadas previas no sirven, el melancólico permanece rezagado sin poder hacer frente al nuevo escenario donde no tiene recursos simbólicos suficientes para enfrentarlos: cambios de puesto de trabajo, rupturas, duelos, mudanzas, nacimientos, viajes al Caribe... y un largo etcétera de momentos de desencadenamiento de las fases melancólicas o maníacas.

En el melancólico hay una inflación del pasado muy intensa, hay una nostalgia dolorosa y torturante por lo que pudo ser y no fue y un sentimiento de culpa cruel que busca hechos pretéritos que sirvan para confirmar la indignidad moral del paciente. El presente permanece y se mantiene en un movimiento circular y repetitivo que estanca el tiempo. El futuro espera con la amenaza de una serie de fatalidades que afectarán al sujeto y a toda su estirpe en una especie de maldición familiar de la que nadie puede escapar.

El suicidio

El suicidio es un acto humano. La visión histórica ha cambiado según el contexto cultural de cada época y cada lugar. Sin duda no es un acto que esté asociado sólo al trastorno mental, aunque nos toque vivir en una época en la que nos alivia pensar que el que se suicida tiene algún problema psíquico porque es imposible no desear vivir si estamos colmados de todo, incluso de felicidad. La visión ha variado tanto que se llegó a considerar el acto humano más valiente —incluso como un acto de honor— hasta ser considerado como el acto más cobarde e inmoral[195]. Es importante relacionar el suicidio con lo humano y no con la enfermedad, dado que cada suicidio está motivado por muy diversas circunstancias. El suicidio está muy relacionado con los sentimientos de vergüenza y culpa y tiene el sentido de no poder soportar la vida y por tanto desear y anhelar la muerte. En situaciones extremas los índices de suicidio se disparan, cuando la desesperación y el desamparo se hacen insoportables.[196] La pérdida de fe en el Otro y en lo humano juega un papel muy importante en el suicidio[197], como se puede ver en situaciones de guerra y genocidio cuando la violencia aparece con una inusitada normalidad cotidiana[198]. Quizá, en estas condiciones extremas, el suicidio se convierta en el único acto verdaderamente humano en el contexto de un entorno de violencia y destrucción. El suicidio envía un mensaje en doble sentido: «yo no deseo vivir así, por lo que acabo con mi vida, y tú no me cuidas, sino que me humillas y me maltratas, por eso acabo con mi vida».

---

195. En el siglo XIX cambió la visión del suicidio, pasando de ser visto como algo pecaminoso, teñido de connotaciones cristianas, a ser relacionado con la locura. Durante el Romanticismo, el suicidio se convirtió en un ideal y un anhelo, expresión última de la libertad individual, mientras en Grecia y en Roma, la tolerancia hacia el suicidio era bastante alta.

196. En los campos de concentración nazi, los suicidios sucedían, sobre todo, después de haber sobrevivido al campo de exterminio. Según Primo Levi, mientras estabas prisionero, no podías sentir culpa porque ya la estabas expiando con el sufrimiento diario. Ver P. LEVI, *Trilogía de Auschwitz - Si esto es un hombre* (1958), Barcelona, Planeta-Península, 2018.

197. No olvidemos que el melancólico, con su habitual ambivalencia, es a la vez el mejor militante del nihilismo y el creyente más fanático.

198. Los suicidios en masa y extendidos de judíos y de alemanes durante y después de la experiencia en campos de exterminio, fueron muy frecuentes. Ver A. CORAZÓN, Suicidios en el totalitarismo, *Jot Down*, https://bit.ly/2PP8bhy.

La tasa de suicidio consumado en la melancolía y en la psicosis maníaco-depresiva es la más alta de los trastornos mentales[199], sean psicóticos o neuróticos. Hay que tener esta premisa muy presente en nuestro trabajo con pacientes para no asumir una carga tan tremenda y valorar siempre este aspecto durante la entrevista e indicar así el ingreso hospitalario. La carga agresiva que el melancólico pone en acto, suele ser el acto suicida, muchas veces consumado. Los demás síntomas expresan más bien la pasividad y la inhibición. Suele ser un acto brutal, con un método violento que asegura la finalidad. Los melancólicos no avisan, suelen actuar por la vía de los hechos consumados y excluyen al Otro sin miramientos y lo incluyen a la vez. ¿A quién va dirigido el suicidio? A uno mismo, pero también al Otro incorporado e introyectado en el yo. De alguna manera, y desde la perspectiva psicoanalítica y metafórica, el melancólico mata al Otro que es «quien le dio la vida». El riesgo aumenta, en ocasiones, cuando empiezan a mejorar, ya que la inhibición también mejora y por tanto el paso al acto es más frecuente.

A veces da la sensación de que ante una muestra de amor hacia el sujeto melancólico éste responde con hostilidad o con un acto suicida como forma de expresar, quizá, la intolerancia hacia ese sentimiento y consuma así la venganza hacia el objeto amado. Hay que insistir en que todo ello opera a nivel inconsciente.

---

199. La depresión mayor (inespecífico diagnostico) aumenta 20 veces el riesgo de suicidio, el trastorno bipolar 15, y la distimia 12. Ver E. GARCÍA DE JALÓN y V. PERALTA: «Suicidio y riesgo de suicidio», *Anales Sis San Navarra*, vol. 25, supl. 3, 2002.

La culpa

El origen de la culpa concierne a un mito fundador: el de la expulsión del paraíso perdido. Es decir, el paso de la infancia al mundo adulto, de lo endogámico y familiar a lo social. El pecado de disputar y rivalizar con el Padre por el paraíso (Madre, fusión materna) se salda con la prohibición del incesto y la salida del entorno familiar. «Con el sudor de tu rostro comerás el pan, hasta que vuelvas al suelo, pues de él fuiste tomado. Porque eres polvo y al polvo tornarás»[200], dijo Dios a Adán. Ya no vale la bisexualidad y buscarás tu camino *like a rolling stone*, como dice Bob Dylan[201].

La reedición del Edipo en la adolescencia marca y sitúa este mito del paraíso perdido que se hace realidad en la neurosis, pero no en la psicosis. En la neurosis siempre nos acompañará un sentimiento de culpa inconsciente y reprimido, más o menos presente por la renuncia al goce, a lo endogámico y a cambio de la salida a lo exogámico, a lo social, que puede provocar síntomas, como Freud nos describe magníficamente en *El malestar en la cultura*, en *Los que fracasan al triunfar* y en *Delincuentes por sentimiento de culpa*[202]. Pero es una culpa castrada, limitada. En la neurosis, la culpa es al obsesivo como la culpa es a la melancolía en la psicosis. Otro punto de encuentro de la melancolía con la neurosis obsesiva. Es importante al respecto observar la relación que guarda el

---

200. Génesis 3:19, *Biblia de Jerusalén*, Bilbao, Desclée de Brouwer, 1978.
201. B. DYLAN, *Like a rolling stone*, canción, 20-7-1965.
202. FREUD, S.: *Los que fracasan al triunfar. Delincuentes por sentimiento de culpa* (1916), en *Obras completas,* vol. 2, Madrid, Biblioteca Nueva, 2012.

melancólico con la culpa, más que la gravedad o duración de ésta, para poder diferenciarlo de la culpa obsesiva.

Las disparidades —entre la melancolía y la neurosis obsesiva— atañen más bien a cómo el sujeto asume el sentimiento de culpa y lo sobrelleva, y cómo soporta el reproche con que éste se expresa. Pues es de sobra conocida la admisión incondicional de la culpabilidad por el melancólico, quien la da por cierta y carga con ella sin miramiento alguno: él es culpable[203].

Melanie Klein también reflexiona sobre la culpa y la dificultad o la imposibilidad de triunfar sobre los padres.

En mi experiencia, el deseo de invertir la relación niño-padre, de vencer el poder de los padres y de triunfar sobre ellos va siempre en cierta medida asociado con deseos dirigidos hacia el logro del éxito. El niño fantasea que llegará un momento en que él será fuerte, grande, poderoso, rico y potente, y en que el padre y la madre se transformarán en niños indefensos o, en otras fantasías, en personas muy viejas, débiles, pobres o rechazadas. El triunfo sobre sus padres, a través de estas fantasías, por la culpa que origina, a menudo malogra todas sus conquistas. Muchos seres no pueden alcanzar el éxito, porque tenerlo significa para ellos humillar o dañar a otro, en primer lugar, el triunfo sobre los padres, hermanos y hermanas. Los esfuerzos por conseguir algo pueden ser de naturaleza muy constructiva, pero el triunfo implícito y la

203. ÁLVAREZ, J. M.ª: *Estudios de psicología patológica, op. cit.*, pp. 231-232.

injuria y daño subsiguientes sobre el objeto pueden sobrepasar sus propósitos en la mente del sujeto e impedirle así su logro. El resultado es que la reparación de los objetos amados que en las más profundas capas mentales son los mismos sobre los que se triunfa, se frustra nuevamente, y de este modo la culpa permanece sin alivio. El triunfo del sujeto sobre sus objetos implica su deseo de triunfar sobre ellos y le conduce así a la desconfianza y a sentimientos de persecución. Puede seguir a esto una depresión o un aumento en las defensas maníacas y un más violento control de sus objetos desde que él ha fracasado en reconciliarlos, restaurarlos o mejorarlos, y de este modo vuelven a tomar la delantera sentimientos de persecución[204].

En la psicosis la culpa es grandilocuente, obscena e ilimitada. Por un lado, en la paranoia, la culpa cae en el Otro perseguidor y el sujeto se empeña en demostrar su inocencia con la certeza absoluta de tenerla. En cambio, en la melancolía se invierten los términos, aparentemente, y el propio sujeto es el culpable; el autorreproche exhibicionista y desvergonzado se hace amo y señor. Pero ese reproche, en realidad va dirigido al Otro introyectado. La mortificación del melancólico también la sufre el que está a su lado. En este sentido la culpa no es propia y está indiferenciada por no haber salido de la díada madre-hijo. Esa culpa remite a deseos de venganza y a reproche por no haber sido amado y cuidado como esperaba; es una herida narcisista incurable y egoísta que el melancólico nunca podrá saturar. Es ese el

---

204. KLEIN, M.: *El duelo y su relación con los estados maníaco-depresivos, op. cit.,* p. 8.

pecado imperdonable mediante el cual el melancólico se venga del Otro. Pero esta culpa, derivada del superyó voraz del melancólico no sirve para nada, no es reparadora. La culpa neurótica es capaz de transformarse en responsabilidad para con el otro y así puede reparar el daño. Sin embargo, la culpa melancólica no repara, más bien bloquea y se encapsula en uno mismo. «El responsable responde ante los demás, mientras que el culpable prefiere hacerlo ante Dios»[205]

Solemos pensar que la culpa viene después del pecado, pero Freud subvirtió el orden. En *Delincuentes por sentimiento de culpa* explicó magníficamente como el sentimiento de culpa está antes que el pecado. Es más, induce a cometerlo. Así la culpa se liga, se limita de alguna forma, sale a la luz y no mortifica tanto. Además, el delito incluirá la penitencia. El melancólico se coloca así como merecedor de esa penitencia porque cometió el mayor pecado posible: haber nacido. Haber nacido sin un lugar propio, sin un lugar en el deseo del Otro o un lugar prestado por un muerto pretérito. La culpa derivada de una deuda imposible aplasta cualquier intento de buscar el lugar no otorgado.

La culpa equivale a la deuda, según explica Nietzsche en su *Genealogía de la moral*[206], donde hay un deudor y un acreedor. Ese sentimiento de deuda acompaña al melancólico de manera perpetua. No es una deuda simbólica, como las que todos heredamos de nuestros padres y la pagamos siempre a medias, asumiendo la responsabilidad de una vida regalada. La culpa melancólica es obscena, real, heredada y va en contra de la vida. Para pagar esa deuda el melancólico

---

205. COLINA, F.: *Melancolía y paranoia, op. cit.*, p. 85.
206. NIETZSCHE, F., *Genealogía de la moral,* Madrid, Alianza, 1996.

se posiciona de forma sacrificial ofreciendo su propia vida, aniquilándola, aunque no solo en forma de acto suicida, que es la expresión más clara. Hay muchas maneras de estar muerto en vida: anorexias, yonquis, alcohólicos, locos y ese lugar tan familiar de salvador. Si exploramos con atención en los genogramas de los pacientes, con cierta frecuencia aparece ese lugar de salvador —el que sostiene todo el peso de las deudas, cargas, traumas y secretos de la historia familiar— que constituye un acto de sacrificio, al no poder hacer una vida normal, ni formar su propia familia, ni mirar hacia delante. Se manifiesta siempre pegado al sistema familiar, aparentemente sano, pero frágil como el cristal, que se desmorona cuando la piña del sistema familiar se rompe por algún motivo. Otras veces el lugar se ocupa como loco, o en forma de desecho, marginado y excluido. El salvador también se desecha cuando se atreve, como mínimo, a salir de ese lugar asignado inconscientemente por el sistema familiar. Esa deslealtad es imperdonable y pagará los platos rotos de los demás miembros. Es interesante pensar que ese lugar es elegido por el propio sujeto, aunque ofrecido por el sistema familiar. Dicho de otro modo, hay una responsabilidad subjetiva en los lugares que ocupamos: el melancólico tiene un vacío, pero es él quien elige hacer lo que le venga en gana con él. Si como terapeutas no nos posicionamos así, pensaremos al paciente como un objeto pasivo a merced de la capacidad salvadora del médico/ terapeuta todopoderoso o de la evolución ya determinada previamente por la enfermedad.

El melancólico no es responsable de romper su matrimonio,

es culpable del comienzo de una guerra o del hambre en el mundo. El intenso narcisismo que emana el melancólico se expresa así en esos delirios de culpa observables en la clínica. La culpabilidad necesita o una condena o un perdón. Ese es otro síntoma de irresponsabilidad, ya que estos dos actos dependen del otro que tiene que cargar con esa responsabilidad. Como dice Lacan «lo que tú haces, sabe lo que eres». La única forma de prevenir la culpa es la prevención del acto culposo siendo responsable con el otro. Pero, como hemos visto, el melancólico ya es culpable y lo tiene que demostrar una y otra vez. La condena o el perdón alivian en parte esta losa perpetua que oprime al melancólico, pero que también endosa a los demás. Porque el melancólico, siempre endeudado, en su afán de sacrificarse sin que nadie se lo pida, llena de deudas al otro, que nunca tendrá lo suficiente para pagarlas.

La manía

Resulta muy interesante y muchas veces sorprendente como un mismo paciente que en épocas anteriores estuvo profundamente melancólico, en algún momento de su historia presente fases maníacas que alterna con la normalidad y con la depresión. Esta asociación entre melancolía y manía[207] es incuestionable y se observa en la

---

207. Palabra que proviene del término griego *mavía* y significa furia, rabia, excitación, locura. Los griegos lo utilizaban como el contrario a melancolía y creían que se debía al exceso de bilis amarilla. El médico griego Areteo de Capadocia (S. II d.C.) ya relacionó la melancolía y la manía dentro de un mismo proceso. Pero fue la *Folie circular* (1851) de Jean-Pierre Falret, el antecedente más claro de la psicosis maníaco-depresiva (1896) de Kraepelin.

clínica diaria con asiduidad. La melancolía y la psicosis maníaco-depresiva, actual trastorno bipolar, se puede ubicar dentro de la misma entidad clínica. El término bipolar, derivado de lo anglosajón al igual que el término depresión, se adapta mejor a los cánones mercantilistas, aunque también elimina la estigmatizante palabra «psicosis». Aún así, no define bien lo que intentamos conceptualizar y amplía el diagnóstico a cambios de ánimo alternantes sin saber bien qué se quiere decir, banalizando la cuestión. El término de psicosis maníaco-depresiva, acuñado por Emil Kraepelin, describe mucho mejor la entidad clínica. Este autor incluyó acertadamente a la melancolía en el mismo espectro clínico.

El estado maníaco puede considerarse el contrario al estado depresivo melancólico, aunque solo es una apariencia, ya que el maníaco se encuentra igual de triste que el depresivo; el paciente se muestra eufórico o irritable, verborréico, hiperactivado (desde la mera inquietud hasta la agitación grave que requiere contención e ingreso), presenta insomnio, a veces ideas megalomaníacas y prodigalidad que puede provocar una ruina familiar real. El estado puede adquirir diversos grados de intensidad, desde la leve hipomanía, manejable en consulta, hasta el furor maníaco incontrolable que necesita contención hospitalaria. La vivencia subjetiva de la manía hace muy difícil el manejo. Los límites son muy mal tolerados por el paciente y se producen con frecuencia episodios de heteroagresividad con intervención de las

---

El actual trastorno bipolar, al igual que la depresión, no dice mucho sobre la etiopatogenia, ni siquiera sobre la descripción del cuadro, englobando cualquier vaivén y cambio de humor existente. Ya se usa popularmente el dicho «estoy bipolar», marcando modas.

fuerzas de seguridad. Un yo desatado, voraz y grandioso parece desquitarse de lo que en otro momento fue vivido con opresión, tristeza y culpa. Pero la manía lleva también un germen destructivo, centrífugo y agresivo, sobre todo para el otro. Es bien sabido que la manía la sufren los demás, ya que el paciente goza —nunca mejor dicho— del exceso sin límites y no se percata ni tiene en cuenta al otro. En esto coincide con la melancolía y en los extremos siempre hay puntos esenciales de coincidencia. Si en la melancolía el reproche se introyecta, en la manía se proyecta al exterior, en un sentido opuesto, pero con un objetivo igual. Es cierto que en la hipomanía el daño es mínimo, incluso los demás pueden disfrutar de la «simpatía» del paciente. En algunos casos, es de destacar la ironía, el sarcasmo y a veces la crueldad con la que el maníaco se dirige al otro. Son expertos fisiognomistas en sacar las debilidades y defectos de los demás. Aquí vemos de nuevo el odio velado, la respuesta vengativa que el melancólico, a través de la manía, dirige a las figuras de amor.

Pero ¿cómo explicar el fenómeno de la manía con un sentido más psicodinámico o fenomenológico? Esa energía, aparentemente inexistente en la melancolía, aparece de forma desatada y explosiva en la manía. La explicación más coherente es que esa energía no desaparece, sino que estaba retenida. La dinámica de este hecho no es una cuestión fácil de explicar. Como hemos visto antes, Freud y Abraham intentaron dar una explicación más desde el punto de vista económico-energético. Según Freud, el yo se emancipa del objeto (introyectado) y todo el monto de energía contrainvestida, retenida y atraída por el yo doliente, queda disponible durante la fase maníaca. Podemos establecer una analogía para entender esta dinámica: cuando sufrimos una situación que conlleva una cierta pérdida, como son las rupturas sentimentales en la que previamente hay una ligazón a veces «asfixiante» con el objeto-pareja, el paciente se siente liberado y entra en una especie de hipomanía en la que la pulsión se ve libre de ataduras. Salvando las distancias, se puede apreciar cierta semejanza, sin duda magnificada y desproporcionada, en la manía-melancolía. En la clínica, no obstante, se aprecian bastantes rupturas sentimentales durante la fase maníaca.

Las ideas megalomaníacas que aparecen en la manía coinciden con el engrandecimiento del yo y la consecuente sobreestima. El maníaco ningunea y a veces desprecia al otro, actúa con soberbia, emprende proyectos imposibles y, a veces, se sienten señalados para realizar una gran misión, o son salvadores, mesías elegidos por la mano divina. Narcisismo evidente. Dice Klein:

El sentimiento de omnipotencia es, en mi opinión, lo que primero y principalmente caracteriza a la manía [...] Lo que es bien específico de la manía es la utilización del sentimiento de omnipotencia con el propósito de controlar y dominar los objetos introyectados. Esto es necesario por dos razones: a) con el fin de negar el miedo que se está sintiendo, y b) para que el mecanismo (adquirido en la posición depresiva anterior) de efectuar la reparación del objeto pueda llevarse a cabo. Al dominar sus objetos, el maníaco imagina que impedirá que lo dañen y que sean un peligro el uno para el otro[208].

El intenso narcisismo se aprecia tanto en el polo depresivo como en el polo maníaco. Según Abraham, la incorporación del objeto, en la fase depresiva, y su expulsión, en la fase maníaca, explicaría la alternancia periódica de episodios en la psicosis maníaco-depresiva.

Los lugares de la melancolía

Además de los síntomas típicos, la melancolía puede habitar en sitios más minúsculos y desapercibidos. Lugares invisibles que no se acogen a los síntomas habituales porque no llegan a las consultas ya que los sujetos ocupan todo su ser en un lugar donde casi nadie mira. Es el lugar del desecho y del fracaso y es el lugar que creen merecer. Nunca acudirán a nadie para que los salve. A modo de compensación imaginaria encuentran una identidad firme en un lugar ínfimo, indigno y desapercibido, que evita descompensaciones depresivas en la misma línea que las psicosis normalizadas no desencadenadas evitan la descompensación esquizofrénica. Una identificación especular, global y masiva del ser al objeto diminuto de desecho.

Ese lugar de desecho se observa bien en algunas personas, no solo melancólicas, que encuentran en lo callejero un lugar donde se sienten más cómodas. Un lugar, en parte duro, frío, anónimo, invisible, indigno y marginal. El lugar de los

---

208. KLEIN, M.: *El duelo y su relación con los estados maníaco-depresivos, op. cit.*, pp. 17-18.

yonquis, las prostitutas, los alcohólicos, los manteros, los vagabundos, los pedigüeños, los lisiados y los locos. Desde esta perspectiva, la calle es un lugar cruel donde el calor de la casa ha desaparecido y el frío invierno se ha instalado para siempre y donde la mirada del Otro se capta y desvía hacia otro lado, en un doble movimiento que consigue su fin: «mirad y avergonzaros de lo que habéis hecho de mi».

Otro de los lugares preferidos por la melancolía es el de ser objeto de control, de maltrato, de vejación, de abuso, de humillación constante por parte de un Otro sádico en un lugar de poder y de dominio sobre la víctima. El verdugo inflige al objeto-cosa cualquier tipo de violencia. Se observa en algunas situaciones de violencia de género[209]: el maltratador y la maltratada forman una simbiosis narcisista mantenida por el miedo a salir de ese lugar, porque en algunos casos la maltratada siente no merecer otro mejor, confundida en la ambivalencia amor-odio del agresor y llevando a cabo de manera literal la frase: «quién te quiere es quién más daño te hará» o «lo eres todo lo para mí y lo soy todo para ti», «te doy mis ojos»[210]. También el colegio es un lugar privilegiado para asistir a situaciones de maltrato y dominio de niños sádicos a niños pasivos e invisibles. Sin poder pasar por alto las situaciones de abuso de poder históricamente ejercido por parte del rico/patrón/político/banquero hacia

---

209. La violencia de género se asienta en el modelo patriarcal de familia y el lugar de poder que ha otorgado este modelo al varón. Es una expresión violenta, fruto de relaciones asimétricas, en las que se cosifica al Otro, en este caso a la mujer, que se convierte en objeto de maltrato, de pertenencia y de dependencia. Hay una melancolización y empequeñecimiento de la mujer.

210. I. BOLLAÍN, *Te doy mis ojos,* película, 2003.

el pobre/esclavo/ciudadano/cliente timado, tan común en nuestros días.

Otras veces el lugar ocupado por el futuro melancólico es el lugar de un muerto prematuro, como sucedió con Salvador Dalí: tuvo un hermano anterior que se llamaba también Salvador que falleció con tres años. Dalí nació un año después de su muerte y estuvo atormentado con este suceso toda su vida, la sombra de su hermano lo persiguió siempre y así lo plasmó en algunos de sus cuadros. No tenemos muchas dudas sobre el intenso narcisismo que emanaba Dalí. En una entrevista, Dalí dice estas interesantes palabras:

> Durante toda mi niñez y juventud viví con la idea de que era parte de mi hermano mayor. Es decir, en mi cuerpo y alma llevo su cadáver adherido [...] Yo nací doble, con un hermano de más, que tuve que matar para ocupar mi propio lugar, para obtener mi propio derecho a la muerte. Todas las excentricidades que he cometido, todas las incoherentes exhibiciones proceden de la trágica obsesión de mi vida. Siempre quise probarme que yo existía y no era mi hermano muerto[211].

La identificación con el muerto es un lugar muy complicado, sobre todo en las pérdidas demasiado tempranas, cuando no toca. En primer lugar, remarca la imposibilidad de haber hecho un duelo adecuado por parte de la persona que carga con el muerto a otro, nunca mejor dicho. Cuando se elige un nombre para el bebé, se puede desvelar esa identificación

---

211. IZQUIERDO VIGO, P.: El hermano mayor que Dalí tuvo que matar para ganar su propia inmortalidad, *Cultura Colectiva*, 8 de Agosto de 2017, https://bit.ly/2BYaLg4..

con el objeto perdido, como ocurrió con Dalí. En segundo lugar, puede provocar un terrible sentimiento de deuda, porque el lugar ocupado no va a taponar nunca ese vacío enorme dejado por el muerto sin duelo. Además, es un lugar prestado y no propio, por lo que el sujeto se convierte en objeto perdido.

Los lugares sin lugar son sitios muy tristes que muchas veces absorben todo lo diferente, lo feo, lo odiado y lo temido de nosotros mismos, pero que, de forma terrible, se encarnan en otro ser humano que, al mirarlo, nos devuelve ese horror del que nos queríamos desprender. A veces, como en una inversión perversa, los papeles se cambian para vengar la afrenta ejercida. El ojo por ojo no debe ser la respuesta habitual, ya que se caería en una repetición mortífera de lo mismo: el maltratado se volvería maltratador y así sucesivamente. En algún momento debe acudir el reconocimiento del Otro, el cuidado amoroso, el gesto amable, la solidaridad, el respeto y otros tantos actos de reparación y construcción.

VII

Formas clínicas y diagnóstico diferencial

Formas clínicas / Esquizofrenia y paranoia / Anorexia
nerviosa / Adicciones. Alcoholismo / Neurosis obsesiva /
Trastornos límite / Trastornos psicosomáticos / Duelo

En cuanto al diagnóstico, nos hacemos eco de las palabras
de José María Álvarez:

> Cuando se trata de perfilar la clínica diferencial de dos
> variedades, el estudioso de la psicología patológica echa mano
> de tres referencias; en primer lugar, opone las manifestaciones
> más típicas, claras y diferentes de una y otra, de tal manera que
> se agrandan las desigualdades; en segundo lugar, confronta
> las expresiones más afines y similares, cosa que requiere
> experiencia porque entraña dificultad y obliga a la prudencia;

en tercer lugar, se fija en los fenómenos elementales y prodrómicos, en las peculiaridades de las formas de inicio y en la evolución posterior. Por lo general, los signos más disímiles suelen ser también los más graves y llamativos, de ahí que la diferenciación a menudo se simplifique. La dificultad aumenta a medida que descendemos desde la gravedad hasta la levedad y nos introducimos en el territorio de los signos discretos y tenues matices. Ahí es donde la clínica diferencial se complica, los límites se difuminan y las afinidades aumentan[212].

En cuanto a los modelos dimensionales y categoriales, sin considerarme un firme defensor de ninguno de ellos, he de reconocer mi inclinación a los modelos dimensionales y, en concreto, al modelo de la psicosis única.

Salvo quienes creen a pie junrillas en las categorías clínicas o en las dimensiones, para el resto, la clínica diferencial está sujeta al modelo de referencia que usemos. Cuando los modelos son continuistas o dimensionales y enfocan las alteraciones psíquicas como si fueran espectros, la atención a los matices diferenciales se desluce a favor de los elementos comunes. En cambio, cuando se tiende a pensar en términos de categorías o de estructuras clínicas, uno no pierde la cara a lo disímil y busca la diferenciación más que la comunión. Sin embargo, el análisis se enriquece si se es capaz de conjugar ambos puntos de vista a la vez, es decir, casar lo general y lo particular, lo continuo y discontinuo, lo múltiple y lo único[213].

---

212. ÁLVAREZ, J. M.ª: *Estudios de psicología patológica, op. cit.*, pp. 189-190.
213. *Ídem*, pp. 190-191.

Formas clínicas

La forma clínica típica en la que se presenta la melancolía suele ser lo que hoy se denomina trastorno depresivo recurrente, en el que aparecen episodios depresivos de manera periódica y cíclica, alternados con periodos de aparente normalidad. Cuando aparecen fases maníacas pasa a denominarse trastorno bipolar, la antigua psicosis maníaco-depresiva descrita por Emil Kraepelin[214]. Para poder diagnosticar estas formas clínicas necesitamos un criterio evolutivo. Es decir, necesitamos varios años para poder establecer el diagnóstico, ya que los episodios depresivos pueden aparecer con una frecuencia muy diversa. Esta forma típica no significa que sea la forma más frecuente de expresión clínica sino la que menos dificultades diagnósticas plantea. En mi experiencia, lo que nunca falta en los periodos o fases clínicas de la melancolía son los síntomas depresivos. Las fases maníacas pueden aparecer o no, por lo que la psicosis maníaco-depresiva se convierte en una forma clínica de expresión de la melancolía. Este punto puede generar controversia ya que hay otros autores y clínicos que discrepan o tienen dudas respecto a esta cuestión. Al igual de la existencia o no de una estructura maníaco-depresiva diferenciada de una estructura melancólica. En mi experiencia, sí he podido observar rasgos estructurales del tipo melancólico —como describía Tellenbach en su

214. En 1913, Kraepelin añadió el capítulo XI «Das manisch-depressive Irresein» a la octava edición de su obra *Psychiatrie: ein Lehrbuch für Studierende und Ärzte*. Se puede consultar la traducción al castellano del mismo: *La locura maníaco-depresiva*, Biblioteca de los Alienistas del Pisuerga, Madrid, Ergon, 2013.

monografía—, pero pongo en cuestión la existencia de la estructura maníaco-depresiva propiamente dicha, a no ser que esté incluida en la estructura melancólica.

El diagnóstico transversal tampoco es muy difícil si aparecen los síntomas típicos y nucleares de la depresión melancólica con una intensidad más o menos grave. Si aparecen los delirios típicos melancólicos, entonces menos dudas se plantean.

Pero en la clínica, las manifestaciones no siempre son tan claras y la dificultad surge enseguida cuando el cuadro es más leve, cuando lo obsesivo está muy presente (por las semejanzas caracteriales y comunes) y nos hallemos ante una «melancolía normalizada», no desencadenada y, por tanto, sin las típicas fases depresivas y/o maníacas, o cuando el cuerpo y otras patologías del vacío toman la palabra. En este sentido, la melancolía se convierte en una entidad camaleónica, de difícil diagnóstico. Un dolor de cabeza torturante y resistente a todos los tratamientos, un alcohólico inveterado, un adicto irremediable, una anorexia cadavérica o un delirio sensitivo, pueden esconder debajo una melancolía. El objeto droga o comida intenta inútilmente llenar un vacío dejado por la hemorragia vital sucedida en la melancolía. El cuerpo habla porque la tristeza no se puede sentir. Como veremos más adelante, las afinidades y diferencias nos darán pistas para poder hacer un buen diagnóstico, pero, en bastantes casos, las fronteras diagnósticas se difuminan y debemos apelar a los detalles sutiles y al decir del paciente para poder diagnosticar.

En otras ocasiones, a lo largo de la evolución, un mismo

paciente puede presentar un episodio melancólico seguido de un delirio paranoide o de un brote esquizofrénico o debuta con sintomatología típica del automatismo mental y luego, al cabo de los años, presenta una típica evolución maníaco-depresiva. En estos casos, se usa el artificial diagnóstico de trastorno esquizoafectivo en vez de apelar al modelo de psicosis única o el modelo de los polos de la psicosis, que explican mucho mejor estas mutaciones y expresiones clínicas.

La ubicación nosográfica de la melancolía hace frontera, por un lado, con la neurosis obsesiva, y por otro, con la paranoia. En esa ubicación comparte muchos lugares comunes con entidades que no se ubican bien en las categorías estructurales neurosis-perversión-psicosis, como son las patologías del vacío: las adicciones, la anorexia nerviosa y el trastorno límite. En esta ubicación, aunque esté en el lado de las psicosis, la melancolía y estas patologías serían una frontera en sí mismas con la neurosis.

En el apartado de diagnóstico diferencial vamos a analizar las patologías, sobre todo narcisistas, en las que se observan distintas afinidades con la melancolía. Estas entidades clínicas —denominadas por Recalcati «patologías del vacío»[215]— están muy cerca de la melancolía, pero también aparecen diferencias notables con ella. En casi todas hay una base de vacío vital de fondo. La anorexia y el alcoholismo son las entidades más afines en las que se desarrolla una patología injertada en ese fondo melancólico para llenar el tremendo agujero vital creado. Los otros dos cuadros, la neurosis obsesiva

---

215. RECALCATI, M.: *La clínica del vacío*, Madrid, Síntesis, 2008.

y el duelo, se encuentran en el registro neurótico, aunque lo obsesivo se solape muchas veces con la melancolía. Considero que un gran obsesivo casi siempre apunta hacia la melancolía.

Esquizofrenia y paranoia

Si consideramos las tres grandes psicosis: esquizofrenia, psicosis maníaco-depresiva/melancolía y paranoia, podemos establecer semejanzas y diferencias entre ellas. La semejanza más poderosa, desde el punto de vista psicoanalítico, es el mecanismo de la forclusión, común para todas ellas. Esta falta de límites, de represión y de separación, provocan la negación, la proyección y luego la vuelta hacia sí mismo de lo repudiado propio pero vivido como ajeno.

Según el psicoanálisis kleiniano, el punto de fijación de la esquizofrenia es anterior al de la melancolía (seis primeros meses aproximadamente) y la angustia de fragmentación y aniquilación es la predominante. Esta angustia automática expresa la fusión e indiferenciación con un objeto aún no constituido. En la melancolía, el punto de fijación es más posterior (entre seis y doce meses) aunque estos periodos tan rígidos pueden ser cuestionados. En todo caso, estoy de acuerdo con la visión kleiniana, que diferencia la posición esquizoparanoide y la depresiva. En la melancolía, el objeto y el yo están delimitados, aunque el vínculo sea aún de dependencia o simbiosis. Esta delimitación es muy importante tenerla en cuenta en la clínica, ya que los síntomas esquizofrénicos como los fenómenos de influencia, lectura del pensamiento, pseudoalucinaciones auditivas, etc., expresan bien la falta de continuidad en los límites dentro-fuera. Nos encontramos aún en una etapa muy temprana cuando el narcisismo no ha logrado constituir el yo y el objeto. Los límites en el melancólico están mucho más marcados y no hay esa desintegración esquizofrénica. Una de las diferencias radica en que el melancólico sufre el desamor y para que esto suceda debe haber un objeto que lo provoque, a diferencia de la esquizofrenia en la que el objeto es aún muy parcial e indiferenciado. En la clínica también observamos cuadros intermedios —el llamado trastorno esquizoafectivo— que refleja el nexo de ambas psicosis (esquizofrénica y maníaco-depresiva) y vuelve a cuestionar la división categorial de los distintos trastornos, apelando a los planteos de los defensores de la psicosis única.

En cuanto a la paranoia, fue Ernst Kretschmer (1888-1964) quién dignificó la entidad en una época en la que las dos grandes psicosis endógenas, la esquizofrenia y la psicosis maníaco-depresiva, acaparaban toda la atención. Apenas se diagnosticaban paranoias en favor del diagnóstico de esquizofrenia paranoide que se consideraba una enfermedad endógena, así como la melancolía/psicosis maníaco-depresiva. Kretschmer, buen conocedor del psicoanálisis, aupó a la paranoia a un lugar propio y estableció la psicogénesis del delirio como causa primordial de la paranoia. Su trabajo *El delirio sensitivo de referencia*[216] es un clásico de obligada lectura para la formación en psicopatología. Distingue dos tipos de paranoia: la esténica o dura y la asténica o blanda. La primera es característica de los querulantes, reivindicativos,

---

216. KRESTCHMER, E.: *El delirio sensitivo de referencia* (1919), Madrid, Triacastela, 2000.

justicieros y perseguidos y parte del siguiente axioma: «el Otro me quiere dañar, tiene la culpa, soy inocente». El yo es un yo engrandecido, expansivo y megalomaníaco, similar al maníaco, y el Otro es el perseguidor, un enemigo con los peores atributos, al que se puede llegar a eliminar. La paranoia asténica o blanda es la propia del delirio sensitivo de referencia del que habla en su libro. Hay una diferencia clara con el otro tipo de paranoia y una afinidad también muy notable con la melancolía. De hecho, este delirio se asienta en una estructura melancólica. La personalidad del asténico paranoide está definida por una clara insuficiencia moral vergonzante, sentimiento de culpa omnipresente y afán de orden, rigidez excesiva... comparte muchos rasgos con el *typus melancholicus* de Tellenbach. Sobre esta base de personalidad, el ambiente cultural puritano y victoriano actúa como caldo de cultivo. El tercer componente del delirio es determinado por un desencadenante en el que entra en conflicto la decisión o acto con la conciencia moral del paciente. «El otro me observa, me persigue porque merezco una reprobación por mi insuficiencia moral y culpa». El sentimiento de culpa está en el núcleo de este tipo de delirios. Kretschmer describe algunos casos clínicos muy paradigmáticos: el de hombres que tras masturbarse eran objeto de la mirada acusatoria de la gente, el trabajador que ante un fracaso siente la risa desvergonzada del resto de compañeros, etc.

En la paranoia dura (esténica) el mecanismo predominante es el de proyección. Sin embargo, en la paranoia blanda hay un mecanismo doble, primero de introyección y luego de proyección. En la paranoia, a diferencia de la esquizofrenia, el objeto y el yo también están formados al igual que en la melancolía. En ambos cuadros se observa un narcisismo poderoso y estructurante donde se fijan ambas patologías, una con una clara tendencia centrípeta (melancolía) y la paranoia con claro sentido centrífugo. La diferencia es el predominio de la introyección del objeto (en la melancolía) y la proyección de éste en la paranoia. En este sentido la paranoia y la melancolía serían los cuadros de tipo narcisista más paradigmáticos y especulares, sin olvidar que la melancolía es la tristeza de todos los locos.

Fernando Colina postula dos ejes para concebir la psicopatología: el eje melancólico y el eje paranoico, y establece una dialéctica interesante entre ambos ejes para entender la locura, pero también al sujeto.

...con puntos de cohesión y separación entre ambos [...] el eje melancólico estaría representado por el deseo y la tristeza, en la medida que ambos son hijos de la soledad y la culpa, mientras que el paranoico lo sería por el saber y la interpretación[217].

Colette Soler también hace una interesante reflexión sobre la paranoia y la melancolía, sosteniendo el punto común que luego diverge en un segundo momento. En un primer momento, como dije en otro lugar, la forclusión de la falta adquiere la significación de la culpa y «en un segundo momento, el melancólico asume esa culpa, y el paranoico la carga sobre el Otro»[218]. Desde este punto de

217. COLINA, F.: *Melancolía y paranoia, op. cit.*, p. 11.
218. SOLER, C.: *op. cit.*, p. 40.

vista, los delirios sensitivos de Krestchmer se quedarían a medio camino y mostrarían la gran afinidad y puntos en común de ambos cuadros. Dicho de otro modo, cuando los melancólicos deliran con el Otro, es porque el Otro se da cuenta de la indignidad y de la insuficiencia moral que muestra el melancólico en sus actos culposos y miserables. Pero el melancólico no es cualquier miserable, sino el más miserable de todos.

Anorexia nerviosa

Dentro de los trastornos alimentarios, una de las entidades clínicas donde la inespecificidad y la histeria han encontrado su lugar, aún la anorexia nerviosa mantiene un sitio propio más o menos estable y específico que presenta lugares comunes con la melancolía. En primer lugar, el tipo de carácter obsesivo, perfeccionista, meticuloso, rígido, autoexigente y con alta escrupulosidad moral, comparte rasgos que pueden confundirse con una estructura obsesiva, como ocurre entre la estructura obsesiva y la melancólica. Pero, hay algo que no nos debe llevar a confusión para diferenciarlo bien de las neurosis: el poderoso influjo de la pulsión de muerte. La anoréxica se empeña, lenta, sistemática, metódica, rígida y obsesiva, en morir de inanición. Desaparecer corporalmente atravesando un cruel calvario, imponiendo la ley de la pulsión de muerte sobre la necesidad y la autoconservación. Un desafío imposible que la anorexia convierte en realidad. Y, de nuevo la madre, porque la madre de la anoréxica no puede faltar, acompañante inseparable de este largo y despiadado calvario. Hubo algo en la mirada temprana que no narcisificó/libidinizó la imagen corporal de la anoréxica[219]. El cuerpo no fue erotizado. El punto de fijación se produjo en una etapa temprana, al igual que las patologías narcisistas. El espejo devolvió a la anoréxica una imagen deformada e imperfecta. La etapa preedípica también se cerró en falso. En el futuro, la anoréxica intentará borrar la diferencia sexual del cuerpo y convertirse así en un cadáver viviente o en un cuerpo neutro y asexuado. Mostrará su omnipotencia y poca consideración para con el Otro, al arrastrar a su familia al infierno diario en cada comida. Una paciente escribió unas líneas en las que se describe a sí misma de forma tan punitiva, agresiva y cruel, que más parecía un mensaje dirigido vengativamente a otra persona, como el autorreproche/reproche del melancólico. La distorsión de la imagen corporal que se presenta en la anorexia bordea lo delirante, si es que no lo es. Lo imaginario del cuerpo ocupa el centro de la sintomatología anoréxica. De forma progresiva destruye con cuidado sadomasoquismo la armonía personal y familiar. Las anoréxicas son brillantes y aplicadas estudiantes que no toleran el fallo y llevan al extremo su ideal inalcanzable en el cuerpo: ser todo en una fantasía omnipotente de perfección, estar por encima de los mortales que necesitan comer como los animales.. Así desprecian esa parte pulsional de la condición humana no tan elevada ni ideal.

Recalcati, en su libro *La clínica del vacío*, coloca a la anorexia, las psicosis (sobre todo la melancolía), las adicciones y los trastornos borderline, en esta órbita preedípica y encuentra una relación significativa entre la anorexia y la melancolía.

---

219. Recomiendo leer el libro de Gabriela Sobral sobre la anorexia. G. SOBRAL, *Madres, anorexia y feminidad*, Madrid, Filigrana, 2012.

En la anorexia no hay una dialéctica entre el rechazo del cuerpo como sexual —y por tanto en conexión con la castración simbólica— y la reivindicación fálica, sino de la persecución de un estado de no-ser de tipo nirvánico, fuera de toda dialéctica respecto al Otro, o dicho en términos freudianos, de una des-fusión entre Eros y Tánatos que produce en el cuerpo un efecto de borrado del propio principio vital[220].

Pulsión de muerte en estado puro, un superyó cruel que impone «una renuncia ascética sin Dios, fuera del dominio del sujeto y un empuje hacia el goce de la privación»[221], continúa Recalcati.

Adicciones – Alcoholismo

En las adicciones se observa una dependencia al objeto droga que presenta las características de elección de objeto de tipo narcisista. Las adicciones muestran esa incapacidad del sujeto de separarse de la madre. No han renunciado a la omnipotencia y tampoco toleran la falta. Así, la droga se convierte en una necesidad, no en una elección. Una necesidad para acceder ilusoriamente a la completud. En las adicciones más graves el sujeto suele colocarse en un lugar de desecho social muy particular: el yonqui, el lugar del apestado, del delincuente, del irresponsable, del vicioso, del egoísta. Nos resuena a un lugar marginal que anula el deseo del Otro. El adicto o dependiente también descarta de su espacio vital al otro: está sólo con el objeto de la adicción en un goce egoísta, creando un universo

220. RECALCATI, M.: *La clínica del vacío, op. cit.*, p. 50.
221. *Ibídem.*

simbiótico y autista. Nadie quiere saber de él, nadie, menos la madre. Las madres del adicto tienen muchas particularidades, pero destaca la de tolerar todo tipo de sufrimiento: sacrifican su vida por el hijo, pero la díada droga-adicto también se lleva por delante al resto de la familia. Nada ni nadie es capaz de hacer de interdictor en esa díada simbiótica. En la mayoría de las ocasiones, el adicto vuelve al seno materno como el hijo pródigo que no pudo hacer su vida separado de la madre. Esa simbiosis, la oralidad manifiesta y la repetida pulsión mortífera de drogarse, coloca a las adicciones en la órbita de la melancolía y del narcisismo. El perfil del adicto más o menos grave puede situarse dentro de las estructuras límite. También puede haber neuróticos y psicóticos adictos, pero estos usan la droga de otra manera. Como refiere Víctor Korman:

...el adicto intenta narcotizar el deseo y elevar a un lugar divino la cosa [...] La sombra del sujeto cae sobre la droga y la captura [...] invistiendo a la sustancia y subjetivando a esta [...] no es la droga la que atrapa al sujeto, sino a la inversa, en un movimiento proyectivo de envoltura[222].

En las adicciones hay fallas tempranas, al igual que en la melancolía, que operan antes del Edipo. Hay fijaciones y fallos en el narcisismo y no se produce la separación definitiva del objeto. Las adicciones se encuentran dentro del espectro de los trastornos límites, al igual que los trastornos alimentarios. No hay un tránsito adecuado por el periodo preedípico, y con posterioridad se produce un

---

222. KORMAN, V.: *Y antes de la droga ¿qué? Una introducción a la teoría psicoanalítica de la estructuración subjetiva*, Barcelona, NC Ediciones, 2009, p. 178.

pasaje complicado por el Edipo. En la reedición del Edipo en la adolescencia es cuando se suele producir el derrumbe y la caída en la adicción, cuando el entorno socioeconómico y familiar determina mucho de los caminos a elegir por el futuro adicto.

En la clínica, he podido observar como la transmisión generacional también opera en las adicciones y hay una cuestión de lealtad familiar en el drogarse. Drogarse da una filiación y un lugar identitario y endogámico.

Dentro de las adicciones, el alcoholismo ocupa un lugar destacado porque se acerca de forma muy significativa a la melancolía. Además, el adicto a otras drogas lleva casi siempre un alcohólico dentro. De hecho, bastantes ex de la heroína y la cocaína, acaban en el alcohol. El gesto triste, la mirada nostálgica, la soledad inmensa y el poco valor por la vida, es la imagen habitual del bebedor de bar que parece estar en duelo perpetuo, solo y triste, intentando una y otra vez acercarse a la vivencia de satisfacción primigenia, volver a fundirse con la teta nutricia a la que sustituye con un mal vino, colocándose en un lugar pequeño y anodino, en un barucho decadente de barrio. El tránsito hacia la muerte es más lento, pero el final autodestructivo es el mismo. Se sabe que los alcohólicos envejecen a pasos agigantados y acortan su vida en bastantes años. ¿No es lo mismo que intenta hacer el melancólico aunque de forma más brutal? Otra vez la pulsión de muerte. El índice de suicidios en el alcoholismo es muy alto y la sintomatología depresiva de fondo aparece casi siempre asociada a la dependencia enólica. Es más, el alcohol puede enmascarar una melancolía que funciona como un síntoma superficial pero grave, al que prestamos más atención por las implicaciones y deterioro físico que conlleva. Los duelos muchas veces actúan de catalizador para provocar el alcoholismo. El sentimiento de vacío y soledad se hace insoportable sin el acompañamiento de un vino que hace más tolerable el recuerdo y la nostalgia. Las semejanzas y encuentros con la melancolía son evidentes.

Neurosis obsesiva

Uno de mis amigos y maestros, Gonzalo Ortiz[223], de formación psicoanalítica y humanista, asegura que muchas depresiones de los obsesivos eran melancólicas y que la tendencia del obsesivo es la de melancolizarse. Otra encrucijada que hace tambalear los modelos categoriales y estructurales. Desde luego lo primero que nos viene a justificar y tranquilizar, es pensar que el diagnóstico era erróneo. Antes de cuestionarnos los modelos que otros sabios han defendido o hemos aprendido, preferimos dudar de lo que observamos en la clínica. Pero como hemos referido en otro lugar, a veces la clínica se empeña en morirse de risa ante nuestros ojos y echar por tierra los más serios y rigurosos estudios, ensayos y especulaciones. Hay que tener la humildad de aceptarlo. Los más rígidos defensores de la teoría suelen ser, con relativa frecuencia, los que no han visto demasiados pacientes o no les gusta verlos. No es cuestión de defender ni el escepticismo ni el pragmatismo (seguramente

223. Durante décadas trabajó como responsable del Centro de Salud Mental Casa del Barco de Valladolid, donde tuve oportunidad de coincidir con él durante cuatro años.

detrás de un gran escéptico haya un gran estafador), sino entender los límites de los modelos teóricos.

Desde mi experiencia clínica, puedo decir que la neurosis obsesiva y la melancolía comparten, en muchos aspectos, lugares comunes y que la estructura melancólica y obsesiva se parecen demasiado una a otra. Antes hemos analizado y reflexionado sobre la obra de Abraham y Tellenbach al respecto. Estos autores hallaron muchas similitudes entre ambas estructuras que les llevó a afirmar una patogenia y una matriz común. Yendo a la contra, debemos cuestionar este modelo continuista y pensar que lo obsesivo es un mecanismo del que echa mano el melancólico para defenderse del vacío y de la tristeza. Incluso puede que sea el mecanismo más elaborado y sano que tenga el melancólico para no descompensarse.

Por otro lado, muchos autores dudan que la sintomatología obsesivo-compulsiva de cierta gravedad, es decir, los llamados trastornos obsesivo-compulsivos, se incluyan dentro de las neurosis. Es verdad que aquí conviene tener claro la diferencia entre el síntoma y la estructura, pero en otras ocasiones no está tan clara la diferencia. Considero que los trastornos obsesivos graves deberían incluirse en el ámbito de las psicosis. El síntoma obsesivo muchas veces enmascara una psicosis y es cuando apelamos al diagnóstico estructural para disipar las dudas.

Los mecanismos obsesivos, en este sentido, pueden estar funcionando como una contención en el desencadenamiento de la psicosis. Klein describe las defensas obsesivas y las ubica, de manera evolutiva, al lado de las defensas maníacas.

Actúan como un intento de controlar y dominar el odio y la agresividad.

El niño (en la posición depresiva), siente que sus impulsos sádicos pueden dominarlo fácilmente. El niño pequeño, que no puede confiar suficientemente en sus sentimientos constructivos y de reparación como hemos visto, recurre a la omnipotencia maníaca. Por esta razón, en una fase temprana del desarrollo, el yo no tiene a su disposición métodos adecuados para tratar con eficiencia su culpa y ansiedad. Todo esto conduce al niño a la necesidad —y en cierto sentido al adulto también— de repetir ciertos actos de un modo obsesivo (desde mi punto de vista esto es parte de la compulsión a la repetición), o de recurrir a un método de contraste, es decir, omnipotencia y negación. Cuando fracasan las defensas maníacas —defensas en las cuales los diversos peligros son negados o disminuidos de un modo omnipotente— el yo se ve conducido alternativa o simultáneamente a combatir los temores de deterioro y desintegración mediante intentos de reparación realizados de un modo obsesivo. He descrito en otra parte mi conclusión de que los mecanismos obsesivos son una defensa contra las ansiedades paranoides, tanto como medios de modificarlas, y aquí sólo mostraré brevemente la conexión entre los mecanismos obsesivos y las defensas maníacas en relación con la posición depresiva en el desarrollo normal. El hecho de que las defensas maníacas operen en tan íntima conexión con las obsesivas contribuye al miedo del yo de que los intentos de reparación por mecanismos obsesivos también fracasen[224].

---

224. KLEIN, M.: *El duelo y su relación con los estados maníaco-depresivos, op. cit.*, p. 6.

En la estructura melancólica hallamos una semejanza incuestionable con la estructura obsesiva. Ambas detienen y paralizan el registro temporo-espacial, y mantienen así una posición de muerto: en los obsesivos de forma simbólica y en los melancólicos de forma real-literal. Los obsesivos, para enclaustrar al deseo, y los melancólicos, para evitar la pérdida. Es esta relación con la pulsión de muerte la que los emparenta. La repetición a la que se somete el obsesivo comprobando, ordenando, limpiando, roba una enorme cantidad de tiempo a la vida. El orden nos da una ilusión de control sobre el tiempo y el espacio, pero también nos lo quita y así la muerte gana terreno. Si se evita desear, se evita vivir y el obsesivo tiene miedo a vivir, el melancólico no puede. El obsesivo también se desvitaliza en ese sentido; la diferencia es que el melancólico ya está desvitalizado. La excesiva escrupulosidad moral, el afán de orden, de tener todo a mano, de no salir de la rutina, son rasgos compartidos de ambas estructuras. La repetición de pensamientos absurdos y banales que presenta el obsesivo, que además son vividos de esta forma, se relaciona directamente con la pulsión de muerte. Los trastornos obsesivo-compulsivos de cierta gravedad se comportan como una melancolía o una psicosis ya que la pulsión mortífera ha ganado con claridad la partida.

A veces la diferencia entre el obsesivo y el melancólico es tan sutil que nos debemos cuestionar lo que pensamos que sabemos y no dejar de preguntarnos si la delgada línea que separa las neurosis de las psicosis la establecemos de forma muy artificial para no colocarnos en el incómodo terreno de la locura y salvarnos de ella inventando el término de neurosis.

Darian Leader[225] analiza el caso de El hombre de los Lobos de Freud. Aunque Freud se ocupa de analizar el sueño y los recuerdos infantiles de Pankejeff a lo largo de su evolución, nos percatamos que el caso se trata de una psicosis, y en algunos periodos se sospecha una melancolía o una psicosis maníaco-depresiva. Si tomamos un síntoma transversalmente sin atender a la evolución, podemos errar con facilidad el diagnóstico y confundir la defensa o el síntoma (en este caso obsesivo) con la estructura, o a la inversa. Leader no tiene duda en ubicar el caso dentro de las psicosis y comparto su opinión.

Trastornos límite

Uno de los escollos más importantes que ha encontrado la visión estructuralista y categorial —empeñada en clasificar la psicopatología en parcelas diferenciadas— ha sido ubicar ciertas entidades clínicas en las estructuras neuróticas-psicóticas-perversas. Como los modelos categoriales, los modelos estructurales fracasan y no nos queda más remedio que echar mano de la visión dimensional y unitaria de los diversos trastornos, vistos como un continuum. De lo contrario no podríamos entender los cuadros fronterizos (borderline), los esquizoafectivos, las adicciones, la anorexia o los trastornos obsesivo-compulsivos.

Las patologías borderline o límites presentan una elevada

225. LEADER, D.: ¿Qué es la locura?, México DF, Sextopiso, 2013.

pulsionalidad, una llamativa inestabilidad afectiva y, sobre todo, una incapacidad de tolerar la separación del otro. Ante las rupturas, el alejamiento, o simplemente el mínimo desacuerdo o frustración, aparece una angustia típica de desamparo. Establecen relaciones de objeto muy narcisistas y anaclíticas. Describen una sensación perpetua de vacío e insatisfacción vivida con ansiedad y tristeza.

> Hay pacientes que describen una dolorosa y perturbadora experiencia subjetiva que con frecuencia denominan sensación de vacío, es como si fuera esa sensación, la modalidad básica de vivencia subjetiva, de la cual tratan de escapar participando en un cúmulo de actividades o en desenfrenadas interacciones sociales, ingiriendo drogas o alcohol, o gratificando sus instintos mediante el sexo, la comida, la agresión... que apartan la atención de su vida interna [...] Otros parecen sucumbir a esa sensación de vacío y adquieren un estilo de vida mecánico, de manera que dan la impresión de fusionarse con su entorno inmediato[226].

Este vacío se puede emparentar con el de la melancolía. Los desórdenes alimentarios y las adicciones —tan frecuentes en estos trastornos— se ubican también en las patologías del vacío y la oralidad está presente de forma incuestionable.

Con demasiada frecuencia el diagnóstico de trastorno límite y psicosis maníaco-depresiva se confunde, solapa o alterna, según el ojo del clínico que observa el caso. Los trastornos límite también se asocian a las adicciones y

---

226. KERNBERG, O.: *Desórdenes fronterizos y narcisismo patológico.* Barcelona, Paidós, 2010, p. 192.

la bulimia con muchísima frecuencia. Los actos suicidas, sin tener la gravedad de los melancólicos, suelen ser agresivos, frecuentes y muy impulsivos. Sin llegar a ubicarse claramente en el registro psicótico, los límites se ubican en un lugar similar al de los adictos (también es sugerente el nombre de «patologías del borde») y comparten con ellos la dificultad de establecer corte, de separarse, de salir del registro imaginario, de no soportar la ausencia y convocar de manera constante la presencia del Otro, porque sin el Otro presente, se mueren. El Otro no está totalmente incorporado como en la melancolía, pero la pérdida se gestiona de forma parecida. Hay gran ambivalencia con muestras de odio más exteriorizado que en la melancolía y quizá hubo un desamor temprano. La afectividad, la emocionalidad de los borderline está en primer plano con cambios alternantes y bruscos de humor y una sensación permanente de vacío, como antes hemos señalado. Es muy llamativo que los fármacos que se utilizan en estos trastornos coincidan ampliamente con los utilizados en la melancolía.

Trastornos psicosomáticos

Es necesario diferenciar los cuadros psicosomáticos genuinos de las somatizaciones y conversiones histéricas donde hay una simbolización y un mecanismo neurótico para llegar al Otro y avivar el deseo. En la histeria es a través del cuerpo que el mensaje puede llegar al Otro, interpelándole, produciendo conflicto, el cuerpo padece verdaderos síntomas llenos de sentido. Por otro lado, los cuadros psicosomáticos se deben diferenciar de los equivalentes depresivos que pueden reflejar una depresión melancólica. Este último diagnóstico diferencial es bastante más difícil y habría que explorar el tipo o estructura de personalidad que hay debajo, si es una personalidad/pensamiento operatorio, típico de los cuadros psicosomáticos, o es una estructura melancólica con las típicas defensas obsesivas. La triada pensamiento/vida operatoria, alexitimia y depresión esencial, sugerente de lo psicosomático, podría ayudar a despejar ese diagnóstico.

En los cuadros psicosomáticos, el afecto y la vía somática de descarga está interrumpida, cortocircuitada. El afecto está desligado de la representación y de la vida psíquica, por lo que la vía de descarga va directa al cuerpo, como una verdadera marca. Un vacío, un agujero, pero en el cuerpo. Esta semejanza con la melancolía es importante de reseñar; ese vacío lo emparenta bastante con la clínica del vacío. La vía de descarga no es la vía normal; el psicosomático no siente tristeza ni llora, sino que le duele la cabeza o le sale una úlcera.

En 1966 Pierre Marty describe la depresión esencial[227], también llamada depresión sin objeto o silenciosa. En 1980[228] presenta una explicación más desarrollada y la depresión esencial aparece cuando sucesos traumáticos desbordan la capacidad de elaboración y simbolización del aparato psíquico. Aparecen angustias difusas y hay un borramiento del inconsciente. La ausencia de puentes con el inconsciente

227. Descrita en 1966, poco después de describir el pensamiento operatorio: «La depression essentielle», *Revue française de psychosomatique,* 1995/2 (nº 8), pp. 209 -214.
228. MARTY, P.: *Movimientos individuales de vida y muerte,* Barcelona, Toray, 1984.

constituye una ruptura con la historia subjetiva del sujeto. Es el resultado de una desintrincación pulsional y de una desorganización psíquica, origen de la depresión esencial y de la vida/pensamiento operatorio. El cuadro clínico se traduce por una aparente ausencia de sintomatología. Sin embargo, no es una depresión sin sintomatología, sino que sus signos, silenciosos, pasan a menudo desapercibidos debido a que suscitan poca o ninguna demanda, ya que los síntomas son físicos y el paciente no establece ningún nexo de los síntomas con la psique. Los especialistas que ven a estos pacientes no son psiquiatras ni psicólogos sino médicos del resto de especialidades.

> Es una depresión sin objeto, sin tristeza ni autoacusación melancólica, ni siquiera culpabilidad inconsciente, donde el sentimiento de desvalorización personal y de herida narcisista se orienta hacia la esfera somática[229].

La vida/pensamiento operatorio fue descrito también por Marty[230] y define un modo de andar por la vida muy singular e inquietante. Se puede definir como una verdadera personalidad psicosomática. Son sujetos aferrados a lo concreto, a lo real, hay un desentendimiento radical con lo inconsciente, con lo afectivo y con lo representacional.

---

229. MARTY, P.: *La psicosomática del adulto,* Buenos Aires, Amorrortu editores, 1992, p. 39.

230. En el XXIII Congreso de psicoanalistas de lenguas romances en Barcelona (1962), Michel de M'Uzan y Pierre Marty introdujeron la expresión de «pensamiento operatorio», equivalente a pensamiento instrumental. Junto a la vida operatoria, estas características definirían la personalidad de los psicosomáticos. P. MARTY y M. de M'UZAN, «Le "pensée opératoire"», *Revue française de psychanalyse,* 1963, t. XXII, pp. 345-356.

Son incapaces de simbolizar y se encuentran fijados al lenguaje de órgano, al cuerpo como campo de batalla. Al contrario que en la psicosis o en la melancolía, donde el inconsciente está al desnudo, en la vida operativa no hay (aparentemente). Marty se percató que había pacientes que no soñaban, no fantaseaban y estaban pegados a la realidad de manera inquietante. Este vivir de manera robótica recuerda demasiado a la muerte en vida que a veces aparece en cuadros melancólicos inhibidos, casi catatónicos. Pero la vida operatoria me recuerda más a algún paciente que he atendido después de estar cuatro años en Irak. Estaba totalmente anestesiado a nivel emocional, sedado y traumatizado, llevaba una vida prácticamente instintiva, en la que no había ápice de deseo ni fantasía. Lo traumático vuelve a conectarse con el exceso imposible de tramitar y hace que el sujeto expulse radicalmente lo afectivo. Lo traumático y lo psicosomático, antes citado.

La alexitimia se puede relacionar fácilmente con lo operatorio. Definida por Sifneos como la incapacidad de expresar con palabras el mundo emocional, incide de modo directa sobre la pobreza simbólica del paciente psicosomático. Nos puede confundir en la clínica con la anestesia afectiva, la inhibición, el mutismo del melancólico en fase depresiva de cierta gravedad, pero los síntomas del melancólico son temporales y desaparecen cuando remite la fase depresiva. Es cierto, al menos en mi experiencia, que alexitimia y melancolía se unen y se confunden en esa forma tan particular que tienen de expresarse la gente de la España vacía y rural y el cuerpo señala la tristeza no sentida como afecto ni accesible a la palabra.

Si el síntoma neurótico expresa un conflicto, el síntoma psicosomático marca en el cuerpo un vacío y excluye al Otro y al inconsciente. El lenguaje que utiliza el paciente psicosomático es el cuerpo, antes incluso que el lenguaje preverbal, el llamado lenguaje de órgano.

Duelo

La cualidad de la tristeza, tanto en el duelo como en la melancolía, es la misma y además las dos confluyen en la pérdida. Lo que cambia es la naturaleza y condición de esa pérdida. En el duelo hay una pérdida real que sucede en un momento cuando el aparato psíquico está preparado para procesarla, o sea, después del Edipo. Podemos decir así que el duelo es la depresión del neurótico, cuando se pierde, no sólo a un ser querido, sino una ruptura, un desengaño, una separación, un exilio, una pérdida moral o una pérdida física[231]. La reacción emocional consecuente de dolor, pena y nostalgia, invadirá por un tiempo al ser, para luego reconectarse de nuevo a la vida.

Además, el duelo es una condición del ser, finito y castrado por la muerte segura que nos espera. Es un hecho comprobado cómo el registro de lo simbólico se pone al servicio del duelo con la evidencia de numerosas muestras de luto en las diferentes culturas y religiones. En la nuestra, una

---

231. Cualquier persona, cosa, ideal al que hayamos erotizado e investido libidinalmente y luego se pierda, puede ser objeto de duelo.

imagen vale más que mil palabras: en la película *Volver*[232], de Pedro Almodóvar, hay un plano picado donde varias plañideras vestidas de negro se abanican y murmuran/rezan palabras ininteligibles, rompen teatralmente en llanto en una casa sofocante en un pueblo de La Mancha. La tristeza se expresa, se dramatiza para facilitar el duelo, para saber que en esas situaciones se debe estar triste, y luego hacer un largo trabajo de duelo y volver a conectar el deseo a la vida.

Dice Klein sobre el duelo normal:

> Sabemos que, en el sujeto en duelo, la pérdida de la persona amada lo conduce hacia un impulso de reinstalar en el yo este objeto amado perdido (Freud y Abraham). Desde mi punto de vista, no solamente acoge dentro de sí a la persona que ha perdido (la reincorpora), sino que también reinstala sus objetos buenos internalizados (en última instancia sus padres amados), que se hicieron parte de su mundo interno desde las fases tempranas de su desarrollo en adelante. Siempre que se experimenta la pérdida de la persona amada, esta experiencia conduce a la sensación de estar destruido. Se reactiva entonces la posición depresiva temprana y —junto con sus ansiedades, culpa, sentimiento de pérdida y dolor derivados de la situación frente al pecho— toda la situación edípica, desde todas sus fuentes[233].

Para poder elaborar un duelo hemos de ser capaces de simbolizarlo. En la melancolía la pérdida no tiene que ser

---

232. P. ALMODÓVAR, *Volver*, película, 2006.
233. KLEIN, M.: *El duelo y su relación con los estados maníaco-depresivo*, *op. cit.*, p. 10.

real, pero todo lo que tiene un sentido de pérdida no se puede simbolizar y remite a lo real, como en la psicosis. Entonces es cuando se produce el menoscabo, la hemorragia libidinal, en definitiva, la pérdida del propio yo. El duelo también produce un menoscabo del yo, en tanto que lo perdido también tiene un lugar en nuestro narcisismo. De hecho, si la elección de objeto es muy narcisista y hay una pérdida, el duelo seguramente se complique, se prolongue o se melancolice incluso. Por otra parte, en la pérdida también se va el lugar que tenemos en el deseo del Otro y el tipo de vínculo (narcisista o neurótico) también determinará la posibilidad del duelo.

El trabajo del duelo consiste en volver a libidinizar de nuevo la existencia buscando otros objetos de amor.

> El dolor experimentado en el lento proceso del juicio de realidad durante la labor de duelo, parece deberse en parte, no sólo a la necesidad de renovar los vínculos con el mundo externo y así continuamente reexperimentar la pérdida, sino al mismo tiempo y por medio de ello, reconstruir ansiosamente el mundo interno que se siente en peligro de deterioro y desastre[234].

Pero el objeto en la melancolía está introyectado, por lo que difícilmente se podrá sustituir por otro objeto fuera del yo. Este hecho puede explicar la manía: es el propio yo quién se agranda de forma megalomaníaca, cuando por fin

---

234. *Ibídem.*

se ha liberado del peso del objeto perdido, ya que el yo es narcisificado a falta de objeto en el exterior.

Como expuse en otro lugar, Spitz demostró con toda crudeza la necesidad de amor del bebé humano para asegurar incluso la supervivencia. Si la pérdida de amor se produce de forma temprana, se pierde de alguna forma la vida. Para poder hacer un duelo, a su vez, es necesario haber sentido ese amor en el momento cuando el bebé es más dependiente, para luego poder hacer duelos posteriores: primero de la madre omnipotente, después de la indiferencia sexual, de la conciencia de finitud y muerte, etc. Si no se producen estos duelos necesarios no se podrá salir de la díada madre-hijo y la pérdida no se podrá elaborar ni reparar, y permanecerá en un perpetuo duelo, añorando el paraíso perdido. Por eso el melancólico es el ser triste por excelencia, ya que nunca ha sabido perder y si no se pierde algo, no se podrá desear nada, ya que todo está completo.

VIII

Abordaje terapéutico

Terapias biológicas / ¿Una forma de psicoterapia? /
Transferencia / Contratransferencia / Creación

Terapias biológicas

El alivio sintomático que procuran los psicofármacos en la melancolía es notable y a veces espectacular. Es importante reforzar esta idea: el tratamiento es sintomático. Hasta la fecha no hay estudios ni datos que puedan avalar al tratamiento psicofarmacológico como tratamiento causal. Ni siquiera se puede asegurar con mínima firmeza la patogenia a nivel biológico, menos aún si para realizar los estudios se seleccionan pacientes con el impreciso diagnóstico de trastorno depresivo mayor, donde cabe la melancolía y cualquier otro síntoma de tristeza. Podemos decir que hay un correlato neuroquímico, neuroanatómico y neurobiológico, pero establecerlo como nivel etiopatogénico es dar un salto poco científico. Esta falsa idea sobre el origen biológico ha calado hondo en la formación de los psiquiatras de una manera ciertamente perversa; nunca se aseguró científicamente este punto ni se dice en público porque saben que no hay estudios que lo avalen. Basta con darlo por hecho para darle estatuto de verdad. Desde que se descubrieron los primeros psicofármacos en la década de los cincuenta hasta ahora, la psiquiatría ha experimentado un cambio radical en cuanto al tratamiento y abordaje del paciente. Si bien en el terreno de las y la patología grave la medicación es fundamental para poder aliviar los síntomas y poder realizar un abordaje psicoterapéutico, en otros casos elimina el síntoma más visible y procura un bienestar temporal. Si basamos la terapia sólo en esta vertiente biológica, a medio y largo plazo el problema permanecerá sin verdaderos cambios importantes. En este sentido, no exagero si digo que la medicina actual ha perdido uno de sus pilares más fundamentales: el arte de la escucha, la palabra. Es fácil demostrar que si todas las especialidades médicas (menos la psiquiatría en algunos casos) dedican cinco o diez minutos al paciente y la mayor parte del tiempo se utiliza para rellenar pruebas y recetas ya que todo está muy protocolizado y estandarizado, no hay lugar para la escucha y el decir del médico se convierte en mandato imperativo. El médico ha perdido el lugar de autoridad y de persona que otorga cuidados, entre otras cosas, por este motivo. ¿Cómo voy a confiar en alguien que en lugar de médico se comporta como un burócrata? ¿Cómo voy a curarme si no me ha mirado ni una sola vez a los ojos? Además, se ha perdido la mirada. En aras de la ciencia y la técnica, se ha perdido la parte más humanista.

Es paradigmático el uso de los fármacos. El gasto farmacéutico se ha disparado en los últimos años y las pastillas anticolesterol, antihipertensión, antiúlcera, antiglucosa y antidepresión son habitualmente prescritas, sino todo a la vez. Si nos paramos a pensar, podríamos evitarlas con una prevención adecuada. Sospechamos que la enfermedad no está en el individuo sino en el modelo de vida occidental. En la medicina oriental se gastan muchos más recursos en la prevención, en los hábitos, en la alimentación... evitando así las dolencias, o al menos que no se repitan en el futuro. Sin embargo, las dolencias más comunes en Occidente se tratan y se tapan con pastillas. Así seguimos funcionando/gozando hasta que el cuerpo aguante. Porque lo que tenemos que tener muy claro es que en Occidente se permite todo menos parar. El sistema está bien montado: si tienes alto el colesterol o la glucosa te lo bajamos con pastillas para que puedas seguir comiendo/consumiendo. Es el sistema el que favorece ciertas enfermedades. La prisa, el no parar, produce un debilitamiento emocional y físico con consecuencias nefastas para la salud. Es el precio que hay que pagar en una sociedad de consumo como la nuestra.

No obstante, aunque el abuso de psicofármacos tenga que ver con lo expuesto con anterioridad, en las fases depresivas melancólicas el tratamiento antidepresivo[235] es bastante eficaz con respuestas muy notables al cabo de uno o dos meses. Su eficacia tiene que ver con el estímulo químico que se produce: al aumentar los niveles de serotonina, adrenalina y/o dopamina, se provoca una especie de resincronización del ritmo vital. Si la tendencia del melancólico es quedarse rezagado y parado en un registro temporo-espacial, el tratamiento antidepresivo provoca una excitación que ayuda al restablecimiento del ritmo vital. Ajustar el ritmo sueño-vigilia, que se muestra tan afectado en los melancólicos, es esencial para evitar recaídas y empeoramientos clínicos, además de procurar un gran alivio al infierno de no poder dormir noche tras noche. Tratar este síntoma es esencial, porque restablecer el sueño tan gravemente desestructurado en las descompensaciones melancólicas produce un alivio extraordinario en el resto de los síntomas también. Procuro utilizar un antidepresivo con perfil sedante, sólo o acompañado de una benzodiacepina o hipnótico, y en otros casos antipsicóticos de perfil sedativo a dosis bajas.

Con la terapia electroconvulsiva ocurre de algo similar: la descarga eléctrica produce una convulsión epiléptica controlada que resincroniza los neurotransmisores con resultado de curas espectaculares. Opino que se debe reservar para casos resistentes y muy graves como la catatonía. Se

---

235. Los primeros antidepresivos, la imipramina y las hidrazidas (IMAOS), no se utilizaron como tal para el tratamiento de la depresión, ya que la hidrazida era un antituberculoso y la imipramina se utilizaba como antihistamínico. Las propiedades antidepresivas fueron fruto de la observación fortuita y ese fue el origen del desarrollo de la psicofarmacología moderna. En 1958 se comercializó la Imipramina como antidepresivo en Europa. Ver F. LÓPEZ-MUÑOZ y C. ÁLAMO, *op.cit.*, pp. 681-717.

observan casos de estados catatónicos que se recuperan totalmente con esta terapia. La mala prensa de esta técnica se debe a su abuso en épocas pasadas, cuando aún no había psicofármacos o cuando se empleaba de forma represiva. Hoy, para ser aplicado se requiere un consentimiento escrito, aunque su uso es cada vez más controvertido en algunos países y, para algunos sectores, continúa representando un símbolo del poder psiquiátrico.

La terapia biológica es un tratamiento fundamental en las fases depresivas melancólicas y en los casos moderados o graves no debemos esperar demasiado tiempo en pautar los psicofármacos ya que la depresión puede profundizar y aparecer ideas suicidas. Una vez restablecido el cuadro, se nos plantea el espinoso asunto de mantener o no el tratamiento, muchas veces para prevenir futuras recaídas. No hay un consenso definido, pero la experiencia nos incita a mantener el tratamiento de forma más alargada en el tiempo cuando se han producido más de dos o tres recaídas y la gravedad de los episodios depresivos lo requiere. Aquí hay un fármaco que se convierte, bajo mi punto de vista, en la mejor y más eficaz opción para tratar los cuadros afectivos crónicos: el carbonato de litio. Con una sobrada experiencia de uso por su antigüedad[236], el carbonato de litio es el estabilizador del ánimo que previene con más eficacia las

---

236. En 1949, John F. Cade, director médico del Bundoora Repatriaton Hospital de Melbourne, comunicó en el *American Journal* de Australia, los resultados de su investigación en la que administró sales de litio a diez pacientes con excitación psicótica. En primer lugar se utilizó en cuadros de manía, pero su uso estaba desprestigiado, ya que las sales de litio eran usadas como sustituto de la sal en hipertensos y se observó una toxicidad grave, y adquirió muy mala reputación. Por ese motivo la FDA no aprobó el litio para el tratamiento de los episodios maníacos hasta 1970. Ver F. LÓPEZ-MUÑOZ y C. ÁLAMO, *op. cit.*, pp. 761-767.

futuras recaídas afectivas, tanto en la melancolía recurrente como en la psicosis maníaco-depresiva. Hay que pensar más de dos veces pautarlo, porque suele ser un fármaco para tomar de forma indefinida y hay que realizar un control analítico para controlar sus niveles ya que, si hay un exceso en sangre, puede ser tóxico a nivel renal, nervioso y tiroideo. Hay bastantes pacientes que no vuelven a recaer o, si recaen, los síntomas son más leves. También hay otros eutimizantes dentro del grupo de los anticonvulsivantes como el ácido valproico, la lamotrigina y la carbamacepina, fundamentalmente.

Los fármacos son eficaces en las psicosis, porque lo real y corporal está mucho más al desnudo que en otras patologías más neuróticas, donde los tratamientos farmacológicos deben ser cuestionados como primera opción.

Mención aparte merece el exceso y abuso de psicofármacos en cualquier proceso que lleve la palabra depresión o tristeza. Esta cómoda respuesta, superficial y simple, nos evita involucrarnos en una buena terapia y en un abordaje más subjetivo del caso. No ayuda mucho la masificación de pacientes ni la demanda de soluciones rápidas. Queremos, ante todo, una recuperación de la capacidad/productividad y cumplir, como buenos esclavos, la demanda del sistema social y económico en el que vivimos, olvidando pronto la demanda y el deseo del paciente.

A continuación, veremos si es posible una forma de terapia de la que pueda beneficiarse el sujeto melancólico.

¿Una forma de psicoterapia?

He de reconocer que esta parte del libro me ha resultado difícil y de alguna manera me abrigan ciertas dudas en este sentido, por lo que debe considerarse como impresiones subjetivas, por supuesto avaladas por mi experiencia y la atención de pacientes durante diecinueve años. A pesar del tratamiento farmacológico, sin duda con resultados buenos en las fases depresivas, los pacientes tienden a repetir con cierta frecuencia el periodo depresivo y, en algunos casos, terminan en el suicidio a pesar de los cuidados que tomemos. Para salir de esta trampa hay que pensar al sujeto melancólico, primero como sujeto, y luego qué hace él con su melancolía a cuestas. Y es verdad, al menos en mi experiencia, que casi todos los pacientes son capaces de desarrollar mecanismos y soluciones que tengan que ver con la vida.

En este contexto, me gustaría apuntar una consideración respecto al Edipo como momento crucial y estructurante del aparato psíquico. El momento edípico es el desenlace de algo que se ha desarrollado de forma mucho más temprana, incluso antes del nacimiento del bebé. En la neurosis, la función paterna, esencia del Edipo, se lleva a cabo muy pronto junto con la función materna, cuya esencia es el narcisismo. Es más, ambas funciones son indisolubles, es una misma moneda de dos caras que realiza su función a lo largo de la vida del sujeto. Las dos funciones contribuyen o dificultan la diferenciación y la separación que no se produce de manera más definitiva hasta la adolescencia. Se puede afirmar que una buena función materna nunca será «buena» si no lleva en su seno la función paterna incluida. Se podrá transitar con ambas funciones si los padres a su vez han sido atravesados por la castración. Es más pedagógico separar ambas funciones, pero en la clínica operan (neurosis) o no operan (psicosis) desde que nacemos. Para que la etapa narcisista pueda considerarse exitosa, también necesita una buena función paterna y si ponemos el ojo en el narcisismo, tan crucial como el Edipo, veremos en la clínica, con mucha frecuencia, problemas en este ámbito, sin tener que diagnosticar una patología narcisista definida. El Edipo y el narcisismo estructuran el aparato psíquico de un sujeto concreto y con una historia irrepetible y singular. Esa historia singular echa por tierra cualquier modelo teórico que queramos meter, a veces, con calzador. Solo *a posteriori* resignificamos la historia del paciente bajo el prisma que decidamos, subjetivamente, elegir. Como se explicarían si no las divergencias diagnósticas y los diferentes abordajes terapéuticos entre los distintos profesionales. Sospecho que al paciente le irá mucho mejor si se escucha a sí mismo a través del terapeuta y no el terapeuta a través del paciente.

Si entendemos la melancolía y la psicosis maníaco-depresiva como cuadros psicóticos, en primer lugar, no podemos aplicar una psicoterapia psicoanalítica interpretativa como en los casos de neurosis. Aunque es obvio, no está de más pararnos a pensar cuantos cuadros depresivos atendemos en consulta y cuántos de ellos son tratados como neurosis, cuando en realidad son melancolías. La queja histérica y el lamento melancólico a veces se parecen mucho y algunas distimias son tomadas como una histeria[237]. Esto puede tener repercusiones negativas en la terapia. No digamos si erramos y confundimos una neurosis obsesiva (con los parecidos estructurales ya explicados) con una melancolía. Siempre que la clínica depresiva presente esa cualidad melancólica, que diagnosticamos fenoménicamente, debemos sopesar y repensar el diagnóstico para evitar errores técnicos.

Además de no interpretar, no debemos derribar defensas que pueden resultar esenciales para la estabilización del melancólico, como son los síntomas obsesivos. La manía no llega a considerarse una defensa adecuada por el desenfreno pulsional y por el agotamiento energético que casi siempre desemboca en un nuevo episodio depresivo, por lo que se debe tratar con psicofármacos.

Por lo tanto, debemos sostener y acompañar al paciente como hacemos en la psicosis. Pero de nuevo nos encontramos con otro obstáculo importante: en la psicosis esquizofrénica hay una búsqueda de sentido por parte del paciente a través de la construcción de un delirio. Ante la vivencia, brutalmente invasiva y persecutoria, de desnudez ante el deseo del Otro, el esquizofrénico busca a través del lenguaje, un dique de significado para poner límites entre lo interno y lo externo. El deseo/amor del Otro no es mediado por la castración y se convierte en persecución y autorreferencia. Pero hay algo. Hay algo que sirve como estímulo a crear. En el melancólico grave, no. En el melancólico hay un desierto vital, el deseo está ausente, no hay nada que

---

237. Al respecto, recomiendo la lectura del capítulo III «Histeria y depresión. Confluencias», en J. M.ª ÁLVAREZ, *Estudios de psicología patológica, op. cit.*, pp. 119-136.

significar, y si lo hay, el impulso vital está tan abolido, que la actividad creadora no ha lugar. Hablamos de episodios con clínica depresiva moderada/grave. En los periodos intercrisis veremos si podemos hacer algún tipo de intervención. No obstante, muchos melancólicos funcionan bastante bien en estos periodos «asintomáticos», por lo que incluso no habría que intervenir demasiado a nivel psicoterapéutico.

Tellenbach defiende un tratamiento psicoterapéutico de corte psicoanalítico en los periodos de estabilización clínica entre fases depresivas o maníacas. Basado en las experiencias de la Washington School of Psychiatry (Frieda Fromm-Reichmann) y las observaciones de W. Loch[238], afirma:

...no debería renunciarse a una terapéutica de la estructura [...] con frecuencia nos vemos impotentes ante situaciones patógenas escasamente modificables [...] Por ello se ha de poner interés en tentativas destinadas a desarrollar potencias de la personalidad que contrarresten las tendencias destructivas del *Typus melancholicus* [...] la reestructuración de la personalidad del melancólico sería indudablemente la única terapéutica verdaderamente causal, sin embargo las dificultades son considerables...[239]

Tellenbach era fenomenólogo y estaba muy influido por Jaspers, Binswanger y Kierkegaard, pero también por Freud y sobre todo Abraham. No le pasa desapercibido que en la

238. LOCH,W.: «Über zwei mögliche Ansätze psychoanalytischer Therapie bei depressiven Zustandsbildern», en: H. VON WALTER SCHULTE, *et al.*, *Melancholie in Forschung, Klinik und Behandlung*, Stuttgart, Thieme, 1969.
239. TELLENBACH, H.: *La melancolía. Visión histórica del problema, op. cit.*, p. 219.

estructura está contenida la esencia de la melancolía y por lo tanto el desencadenamiento de ésta. Percibe la importancia de una modificación estructural, aunque es escéptico a la hora de cómo hacerlo. Es importante resaltar cómo, para los médicos antiguos, la filosofía, el psicoanálisis y la historia, formaban parte indispensable de su formación para poder pensar al ser, en este caso al ser melancólico. Con el tiempo, lo práctico y lo que genera beneficios económicos se ha impuesto, utilizando con hipocresía a la ciencia como soporte fundamental, creando pseudosabios que desfilan por los congresos oficiales desplegando su sabiduría químico-farmacológica e inventando diagnósticos artificiales. En la actualidad, el trastorno por déficit de atención (TDA) es el paradigma del exceso y la perversión de esta pseudociencia que no quiere saber nada de lo subjetivo ni del ser. La investigación farmacológica/biológica es importante para aliviar el sufrimiento derivado de los trastornos mentales, pero el exceso que ha marcado las últimas décadas ha acaparado demasiado la formación de los futuros profesionales y del festín en el que hemos participado casi todos, en mayor o menor medida.

Las propuestas de Winnicott acerca de la terapia con psicóticos[240], en el que el terapeuta actúa como un espacio de contención y metabolización de los afectos —sobre todo de odio— del paciente, se han utilizado bastante por parte de los profesionales. El uso de la función materna para buscar un espacio seguro, amoroso y tranquilo, y la devolución procesada de sentimientos hostiles, parece

---

240. WINNICOTT, D.: *Sostén e interpretación* (1986), Barcelona, Paidós, 1992.

coherente y suena bien. En la esquizofrenia y en la paranoia la fuerza centrífuga y proyectiva de los síntomas hacen posible este tipo de terapia, ya que el terapeuta puede sostener y metabolizar las proyecciones del paciente. Sin embargo, en la melancolía, la carga hostil está dirigida —de forma centrípeta— a uno mismo, aparentemente. Entonces habría que realizar una etapa previa para redirigir el odio hacia fuera y así diluir —si eso es posible— los mecanismos de introyección. Aunque, en el trato con los pacientes en mayor o menor medida se puede intuir y sentir esa carga hostil hacia una figura importante en la vida del paciente. Las personas allegadas son las que sufren en primera persona los lamentos depresivos y nos lleva a pensar en quién es el verdadero receptor de la desdicha melancólica. ¿Si al obsesivo hay que *histerificarle*, al melancólico habría que *emparanoiarle*? Los peligros de hacer esto saltan a la vista, sobre todo por el daño al Otro que puede ocasionar. Dirigir el odio un poco más hacia fuera, procesarlo y devolver algo menos hostil y destructivo, puede resultar provechoso en la terapia, pero hay que estar dispuesto a soportar ese lugar, el terapeuta y los allegados. El melancólico debe encontrar un lugar mínimo donde situarse, porque su lugar no existe o es totalmente insignificante y desechable. A lo mejor esa posición buscada continúa sin ser muy digna, pero no hay que olvidar que el melancólico tiene la certeza de no merecerla, así que hay que tener cuidado con enviar un mensaje demasiado optimista al paciente y mantener un equilibrio para encontrar ese lugar de referencia al que poder asirse, pero también poder soportar ese lugar nuevo que no fomente demasiadas deudas.

La tendencia a introyectar del melancólico podría alentar al terapeuta a intentar dirigir al exterior la carga hostil. Es como intentar sacar fuera el objeto incorporado en el yo, como forma de desidentificación y vínculo. Puede que así el poco deseo se muestre algo más, y por lo tanto algo del amor compense el odio destructivo.

Otra propuesta para la psicoterapia con melancólicos es introducir, a través del discurso y de la historia del paciente, algo que tenga que ver con la castración, algo que ponga límites a la omnipotencia y al narcisismo melancólico. Por una parte, favorecer las identificaciones al rasgo y por otra, evitar las identificaciones masivas y globales, estimular y favorecer la diferenciación con el Otro y castrar la omnipotencia. Al respecto, sería provechoso hacer caer algunas idealizaciones, también omnipotentes e inalcanzables, que se convierten en muros infranqueables que el melancólico vive con tremenda insuficiencia, de manera culposa y vergonzante. Es una forma de contactar con la falta que además puede relativizar y aliviar algunos mitos y emblemas familiares rígidos que el melancólico ha llevado como una losa toda la vida. Tolerar algo de nuestra insignificancia puede ayudarle, porque como los psicóticos, el melancólico no dice más que verdades, descarnadas y sin tapujos, ese es el problema. Porque en realidad somos poca cosa, somos insuficientes y pequeños en realidad, pero el narcisismo se ocupó de engañarnos y ayudarnos a mediar esta realidad. Por eso somos neuróticos. Introducir algo de la neurosis puede ser una propuesta atractiva, no sé si eficaz. Marcar las tonalidades grises de la existencia, evitar las posturas extremistas y totalizadores porque efectivamente somos poca cosa, pero eso mejor que no ser nada ni nadie, o ser todo. Hacer entrever, con cuidado, la falta-en-ser del terapeuta.

En mis historiales clínicos me gusta incluir en el genograma familiar a las tres generaciones, desde los abuelos, incluso algún bisabuelo, hasta la tercera generación. En el genograma se pueden adivinar dinámicas y alianzas familiares, vínculos, deseos, filias y fobias, pactos de sangre y fuego, explícitos o implícitos, lugares de salvador, de excluido, de desecho, lealtades inquebrantables e identificaciones inconscientes, secretos y vergüenzas guardadas. Es importante anotar los nombres, los oficios y dónde está puesto el deseo de los integrantes del genograma, así como los sucesos relevantes, o intuir los secretos, que se tapan y esconden, ya que la resistencia y el orgullo impiden desvelar nuestra cara más incómoda. A modo de investigador, de detective curioso, buceamos en la historia del paciente poniendo nuestro deseo de saber al servicio de la cura. Este ejercicio ya sitúa al paciente en su subjetividad ya que le historiza. Y lo más importante: esa historia es escuchada por el Otro, esencial paso para la cura. Sin duda necesitamos un tiempo y un espacio mínimo para trabajar todo esto. El encuadre psicoanalítico lo facilita claramente. En relación con esta forma de trabajar, Faimberg define su modelo terapéutico de «la escucha de la escucha» a partir del concepto del telescopaje/encaje de las generaciones. El autor sostiene:

...la existencia de identificaciones inconscientes se puede inferir a partir del decir del paciente. El paciente habla y escucha a partir de identificaciones inconscientes. Cuando el analista escucha de qué manera el paciente ha escuchado sus interpretaciones, puede inferir las identificaciones inconscientes del analizante[241].

Desde un encuadre estrictamente analítico y la transferencia como eje, estas identificaciones, según el autor, deben permanecer un buen tiempo inaudibles, que el analista debe contener en la contratransferencia:

> ...la angustia de no saber y de no saber que no sabe. De este modo el analista evita recurrir a un método de deducción de una genealogía de las identificaciones a partir de su teoría, y sin tomar en cuenta el decir del paciente[242].

El no decir del paciente se deduce del discurso de éste. Siguiendo a Tisseron, en la tercera generación lo impensable se actúa, o se encaja como un elemento bizarro (delirio) o como un vacío de pérdida (melancolía). En el decir de estos pacientes podemos escuchar parte de una historia ajena de la primera generación vivida por un abuelo en forma de delirio o de duelo. Si trabajamos la melancolía y la paranoia desde esta perspectiva, entenderemos la sana aportación de sentido que contiene el delirio del paranoico y la tristeza sin aparente causa de los melancólicos. En este sentido, Freud diferencia el duelo de la melancolía, porque el melancólico no sabe qué ha perdido. Podemos especular que esa pérdida la

241. KAËS, R. y FAIMBERG, H.: *op. cit.*, p. 133.
242. *Ídem*, p. 132.

sufrió un antecesor y la tristeza se transmitió separada de la representación o del hecho porque se silenció o no se habló lo suficiente. En todo caso, la escucha psicoanalítica, facilita, sin lugar a duda, la subjetivación de la historia y de las vivencias del paciente, por lo que aligera y tranquiliza a la pulsión y puede poner una palabra donde antes había vacío y silencio.

Quizá en la melancolía haya que realizar una terapia de apoyo más activa y utilizar otras estrategias a modo de recomendación terapéutica, fuera de las propuestas psicoanalíticas. Una de ellas es favorecer la actividad. Como hemos reflejado en otro lugar, es un mecanismo muy utilizado por el melancólico para prevenir la tendencia a quedarse atrás, parado. Quizá habría que poner algunos límites a esa actividad para evitar el agotamiento, pero fomentarla puede ser muy útil para el paciente. También se puede recomendar actividad física que hace segregar endorfinas, a modo de estimulante natural, para evitar la estasis y favorecer la vitalidad. Estos sustitutos del deseo pueden ayudar parcialmente a ir tirando.

Lo más adecuado es aceptar, en parte, la tendencia natural de la melancolía y evitar un ansia curativa que puede entorpecer la terapia, aceptar sus límites y proponer un lugar y posición que el melancólico acepte. Como dice Lacan, ser los secretarios que den testimonio de lo dicho y pensado por el paciente. Pero creo que esto es válido para la esquizofrenia o la paranoia cuando se construye un delirio. En las graves melancolías (sobre todo en las fases depresivas) hay un vacío y un silencio destructivo, no creador, infinito, donde a veces es imposible una intervención si ésta no es meramente farmacológica. Lo más que podemos hacer es contemplarla con cierto pavor, ya que nos encontramos frente a frente con la más pura pulsión de muerte.

Para finalizar, también es muy sugerente la propuesta que hace Tellenbach citando a Loch, cuando piensa en el final de la terapia, si es que ésta puede considerarse:

> Tan sólo cuando se puede soportar el dolor de la separación se es capaz de realizar un duelo auténtico, donde ya no es preciso incorporar al objeto perdido mediante identificación o introyección [...] se trataría pues, de una elaboración analítica de la problemática de la pérdida, debiendo aceptar el paciente la ineludible realidad de la pérdida[243].

Transferencia

Sin querer generalizar en los fenómenos de transferencia/contratransferencia, ya que van a venir marcados por cada caso singular y único, sí voy a resaltar algunas características comunes en la transferencia/contratransferencia de los pacientes melancólicos. Obviamente, estas características no aparecen en todos los casos, pero es interesante señalarlas cuando han aparecido.

La relación terapéutica con el melancólico está marcada con frecuencia por la ambivalencia —fenómeno muy importante en la estructura melancólica— que puede explicar

---

243. TELLENBACH, H.: *La melancolía. Visión histórica del problema, op. cit.*, p. 221.

la depresión/manía, el amor/odio y la probable tendencia a idealizar/denigrar al terapeuta. Cuando cae el ideal del terapeuta todopoderoso pueden aparecer sentimientos hostiles que dificultan el vínculo y el proceso terapéutico.

> Bräutigam comprobó en sus pacientes rasgos inconfundibles de una ambivalencia oral: el deseo de incorporar en sí mismo a la madre buena y la autoridad del terapeuta bueno y, por otra parte, defensa incondicional del aspecto devorador de la transferencia, como de todas las fantasías e impulsos agresivos [...] hay una tendencia a apartar de sí cuanto perturbara la relación simbiótica positiva con las demás personas, la actitud de defensa contra el desorden, la suciedad, el odio... Ha sido incluida como un mecanismo de formación reactiva caracterial. La depresión aparecería como un hundimiento de esta defensa, que preservaría así los objetos buenos[244].

La transferencia negativa se puede intensificar notablemente, y si el terapeuta encarna demasiado el lugar de supuesto saber, la caída denigratoria puede poner en peligro la terapia. Cuando las cosas van demasiado bien hay que tener en cuenta la posibilidad de una excesiva idealización que caerá tarde o temprano. No olvidemos que el terapeuta está sujeto a la falta y a la imperfección, y el brillo narcisista dura lo que dura.

> Así sucede que la relación psicoterapéutica misma se convierte en una relación de dependencia [...] El problema

---

244. *Ídem*, p. 220.

de la transferencia y de la contratransferencia se caracteriza por la tenaz concepción del terapeuta como una autoridad —refugio de todas las necesidades de dependencia— y por desalentadoras dificultades del terapeuta para comunicar con el paciente, debido a los mecanismos de defensa de éste[245].

El esquizofrénico o el paranoico puede percibir los sentimientos amorosos del terapeuta como invasivos o malintencionados. El melancólico los vive más bien como inaceptables. Son sentidos como culposos o inmerecidos. Para ellos solo puede haber hostilidad, aprovechamiento o piedad por parte del Otro. Todo se mide por el valor de la cosa, como un bien material que se desecha cuando no sirve, sin crear vínculos de otro tipo. El amor puede resultar tan intolerable que el melancólico grave puede responder con un acto suicida: «yo no soy nada, y si lo soy para alguien, desaparezco».

Quizá la diferencia entre otros tipos de psicosis y la melancolía sea esa condición del desamor sufrido. En la melancolía la conformación del yo-objeto está más desarrollada y el yo puede sentir ese abandono por parte del objeto, vivido como una hemorragia narcisista con la consiguiente tristeza y odio. Esa pérdida de amor y la herida producida pueden reclamar venganza, por lo que debemos cuestionar esa excesiva función materna por parte del terapeuta, que puede funcionar bien en otras estructuras, pero que en la melancolía la posición no debería ser tan «maternal». Dado que el daño sufrido se puede considerar irreparable, convendría rescatar las partes «buenas» de los

---

245. *Ibídem.*

cuidados y exteriorizar el odio y el reproche introyectado. En algunos pacientes la hostilidad hacia figuras importantes es más notable y puede equilibrar algo la autopunición y el autorreproche. A veces utilizan la queja y el lamento repetitivo, y otras, el sarcasmo, la ironía y el sentido del humor, aunque este sea muy negro. Los demás suelen acabar hartos y agotados, pero puede ser un mal remedio. Dirigir el odio hacia fuera atempera la autopunición, aunque la carga hostil cambia solo de sentido. Mantener un equilibrio en este caso puede ayudar en la terapia, pero no debe desaparecer del todo la autodenigración, ya que el melancólico puede quedarse sin referencia ni coordenadas y sobre todo hay que dar un lugar que pueda soportar, intentando cambiar un poco el lugar que no tiene en el deseo del Otro.

Al no haber corte ni mediación la transferencia es sentida como masiva y fusional, y aquí cierta posición médica-biológica puede ser beneficiosa porque marca una distancia/límite. Al mantener un vínculo no muy profundo, el paciente es tomado como un cuerpo enfermo, se cosifica de alguna manera al sujeto y se trata «la parte del cerebro que falla», la supuesta falta de serotonina que defienden los biologicistas. El lugar de enfermo es complicado, pero siempre mejor que el no tener un lugar. También ayuda una explicación externa y química, más tolerable que un metafórico desamor temprano. Favorecemos también así una especie de proyección, y evitamos la tendencia melancólica a introyectar.

Contratransferencia

Los pacientes melancólicos pueden producir diversos sentimientos en el terapeuta. Uno de ellos es la inquietud y angustia que produce observar el estado depresivo del melancólico, pero podemos diferenciarlo bien de los sentimientos que provoca un paciente en duelo. En el duelo hay un contagio emocional muy potente por la empatía clara que nos despierta, ya que la pérdida la vamos a sufrir antes o después, y nos ponemos en situación sin esfuerzo, acompañado, además, del afecto doloroso y triste. Con el melancólico, sin embargo, puede aparecer una mezcla de compasión/condescendencia, incomodidad/fastidio y algunas veces verdadera hostilidad, por no poder comprender o no poder tolerar lo que está pasando, o también por tener que hacerse cargo de la difícil cuestión. Es como cuando el paciente nos hace partícipes de sus ideas suicidas y no quiere dejarse cuidar, pero aun así las desvela, o las oculta y niega y luego las actúa. Como dice José María Álvarez, «con el melancólico no hay que desfallecer»[246]. Esa incapacidad de amar a la que Freud aludía se vuelve recíproca, y quizá el terapeuta no pueda devolver algo de amor, ya que los sentimientos negativos o compasivos son más intensos. Así volvemos al principio: el supuesto desamor que padeció el melancólico se repite en sus relaciones y en la terapia. Y ese lugar que todos necesitamos, al melancólico se le niega una y otra vez. Ese lugar en el deseo del Otro debe ser buscado, aunque no se encuentre nunca. Esa sería quizá la

---

246. *Cf.* J. M.ª ÁLVAREZ, *Hablemos de la locura*, Barcelona, Xoroi edicions, 2018, p. 330 y ss.

principal función terapéutica, porque si nos damos cuenta, esa función tiene que ver con el deseo del terapeuta. No debemos desvitalizarnos con el melancólico, aunque a veces resulte agotador.

Es importante saber identificar los sentimientos hostiles del terapeuta y procesarlos y también buscar un mensaje que no perjudique el maltrecho narcisismo del paciente. A la inversa, si la historia del paciente es muy «triste», podemos identificarnos compasivamente con ella y canalizar esa hostilidad hacia figuras de amor del paciente. No hay que olvidar que estamos escuchando eso precisamente: la historia que trae el paciente, que seguro diferirá de la historia subjetiva de su madre, de su padre y de las generaciones anteriores, donde, a lo mejor, la muerte y la tragedia han tenido un peso poderoso sobre las historias venideras. Culpabilizar a los ascendientes sistemáticamente, es un grueso error que caricaturiza al psicoanálisis mal entendido. La mayor parte de las veces ellos hicieron lo que pudieron, cargando a su vez con su historia y con su dolor. Además, lo sucedido con anterioridad, sea consciente o inconscientemente, ya no se puede reparar y no podemos confrontar al melancólico con esa falta de amor sucedida o sentida, porque el dolor de la pérdida no dejó triunfar al amor. A lo mejor merece la pena rescatar algunos momentos o recuerdos positivos que atemperen el odio, o que hagan entender al paciente que, a veces, las personas más queridas no pueden estar disponibles en todos los momentos para poder otorgar el amor suficiente. Este hecho es muy evidente en padres que han sufrido pérdidas significativas que coinciden con el nacimiento de un hijo o en las fases depresivas posparto.

En las historias familiares parece que hay un emblema muy conectado con la muerte: la sensación de tener la muerte muy a mano impide realmente vivir. En la terapia, esa sensación de estar tan cerca de la muerte, el terapeuta la puede vivir con incomodidad. Además, se puede sentir sin saber que el paciente tiene una estructura melancólica, con lo que se corre el riesgo de actuar o poner en peligro la terapia. Hay psicoanalistas que tienden a evitar el diagnóstico de melancolía, quizá inconscientemente a veces, y niegan así otros tratamientos, como el farmacológico. La herida narcisista sufrida por el terapeuta por un más que posible fracaso debe ser tolerada como debe ser tolerada la falta y derivar el paciente al psiquiatra para que se haga cargo de su parte. No hay que perder de vista que el modelo psicoanalítico propone una visión diferente de la melancolía, pero no da una respuesta acertada en el abordaje terapéutico, como no la van a dar otras propuestas no psicoanalíticas.

No obstante, el modo de escucha psicoanalítico enriquece y abre más posibilidades para así no quedarse en un pasivo nihilismo o en una sesgada explicación médica. La historia de los primeros años y el deseo, el amor y el odio puesto en juego en el momento original, cuando el aparato psíquico aún no se ha formado, revela detalles, momentos y significados de indudable interés clínico y terapéutico. Aunque actuemos de meros testaferros del paciente (como dice Lacan), nuestra comprensión se amplía, el sentido del síntoma se fortalece, y el cuidado hacia ellos y nosotros mismos se agranda. Y lo más importante, esa historia vivida hace al paciente único e intransferible, dando un lugar inestimable a la desubicación en el entramado vital del melancólico. Si se logra conectar algo de esa historia con el sufrimiento del síntoma, puede que el melancólico encuentre un sentido al vacío mortal de su padecimiento. No olvidemos, que cuando el paciente viene a consulta, ya trae los deberes casi hechos y ya ha intentado diferentes estrategias para compensarse, ha echado mano de la vida para seguir luchando. Evitemos la soberbia del médico salvador, nos irá mejor con el paciente. La pulsión de vida es igual de potente, o más que la de muerte.

Creación y suplencias

El intenso empuje de la pulsión de muerte puede ser atenuado por mecanismos que la contengan. Si la represión no es posible y la puesta en acto tiene sus límites y riesgos (la actividad frenética gasta demasiada energía), la creación puede convertirse en otra alternativa para sustituir a la falta de deseo. Una actividad creadora encuentra en el arte un precioso remedio. No nos referimos solo al arte en sentido estricto ni queremos convertir a todos los melancólicos en escritores, pintores o insignes científicos. Vale toda actividad artesanal que implique algo creador que tenga que ver con uno mismo, y además a veces puede ser disfrutado por el otro. Puede actuar como un mecanismo proyectivo de la carga afectiva interiorizada. Plasmar la tristeza ha sido desde tiempos inmemoriales una de las actividades más purificadoras y valoradas por la cultura y la sociedad. Muestra que no todo está perdido y que la incapacidad de amar del melancólico no es tan categórica si se es capaz de crear algo bello para disfrute ajeno. La melancolía siempre se asoció, durante muchos siglos, a la actividad creadora y a la genialidad, y ese poderoso motor puede ayudar al melancólico a soportar la vida. Un verdadero *sinthome*[247] desde la perspectiva lacaniana.

De nuevo, la actividad se erige como bálsamo terapéutico para la melancolía. Evitar el aburrimiento, llenar los vacíos, activar el cuerpo para luego reavivar la mente. Volvemos a utilizar el acto para sustituir al deseo, pero se puede añadir el plus insustituible de la creación.

Trabajo desde hace unos años en la red pública, en un Centro de Salud Mental en el ámbito rural. Allí es muy habitual, en la primera y segunda generación, tener un huerto o unas viñas para cuidarlas y producir alimentos para consumo propio. Es una actividad muy interesante, más allá del entretenimiento. Los pacientes del ámbito rural tienen un peculiar arraigo a la tierra y el poder trabajarla y poder disfrutar de los frutos nacidos de ella, dan un sentido de vida, de ciclo vital importantísimo y pueden formar parte de una terapia más allá de lo ocupacional. Todos los años el ciclo vital se repite: se siembra, se nutre, se cuida y se recoge y así la repetición se convierte en una metáfora con un simbolismo muy potente e inconsciente.

Otra forma importante de suplencia es la que se hace a través

---

247. A partir de 1974, Lacan desarrolla la relación del síntoma con los registros real, imaginario y simbólico figurado con el nudo borromeo de tres redondeles. El *sinthome* anudaría los tres registros, y actuaría como estabilizador a la manera edípica y así evitaría la descompensación. Pone como ejemplo el caso de Joyce. Acerca del *sinthome,* dice que es la manera establecida y fijada en la que cada uno goza de su inconsciente. En las psicosis normalizadas se puede observar bien la función del *sinthome* como solución. Ver J. LACAN, *Seminario libro 22* (1974-1975) RCI, *Ornicar*, 1975.

del aprendizaje, el poderoso motor del saber. Aunque en el melancólico no está muy claro si hay un deseo de saber o más bien de ocupar el tiempo. Seguramente algunos matemáticos y científicos presenten esos rasgos de rigidez y afán de orden, típicos de la estructura melancólica, que se adaptan a trabajos metódicos, exigentes y de gran rigor científico. Los psicóticos se adaptan bien al lenguaje matemático y preciso, para evitar la multiplicidad de sentido y la metáfora. John Nash[248], el premio Nobel de matemáticas, es el vivo ejemplo de este hecho. El vacío y la afánisis son llenados con actividades intelectuales, numéricas e investigadoras, un tanto autistas y excéntricas, pero que pueden salvarles del silencio aterrador de la locura, de la pura pulsión de muerte.

Como hemos expuesto en otro lugar, los melancólicos son leales subordinados y trabajadores infatigables que no quieren adeudar nunca nada a nadie. El trabajo sacrificado y rutinario les proporciona unos parámetros temporo-espaciales vitales para su estabilidad. Los trabajos sin incertidumbres, monótonos y repetitivos se acoplan bien a su naturaleza triste y le defienden de los imprevistos que la vida plantea. Al final, la vida necesita una dosis de misterio, de duda y de incertidumbre que el melancólico no soporta porque tiene que ver con el deseo y el enigma, un terreno donde se mueve mal.

En definitiva, las actividades sublimatorias y las suplencias pueden ser muy valiosas como mecanismo protector ante el vacío melancólico, y explorar, proponer, indicar algunas de ellas, podrían ser una importante fuente de apoyo en la psicoterapia.

---

248. R. HOWARD, *Una mente maravillosa*, película, 2002.

IX

Conclusiones

La diferencia importante para distinguir a un paciente melancólico reside en el ser o en el estar. Todos podemos estar tristes o melancólicos en un momento dado cuando sucede algo que nos remita a la pérdida. El cuadro paradigmático es el duelo. Esto sirve para la neurosis y esa tristeza tiene límites, se elabora, se repara y está sujeta a la castración. Es un estado pasajero. En los pacientes melancólicos también hay un estado o fase clínica depresiva, pero la diferencia con el neurótico es que este estado es una acentuación cuantitativa de su estructura caracterial. El ser del melancólico, su estructura o su esencia, es la tristeza encarnada en un individuo concreto. Y esa tristeza es pura, infinita y sin mediar. Estamos en la psicosis, y la melancolía es la tristeza del loco, sea éste esquizofrénico, paranoico o el más puro melancólico/maníaco-depresivo.

Una tristeza asociada a un vacío, una marca mortal, un agujero sin simbolizar, algo indecible, innombrable, guardado como un secreto por vergüenza —ya que menoscabó el narcisismo de alguien— que remite a una pérdida pretérita que quitó espacio a la vida y que se pudo transmitir inconscientemente de generación en generación. Esa marca de tristeza que singulariza a algunos pacientes y familias.

Si la neurosis se la juega en el Edipo, en la melancolía sucede algo en un momento previo, más temprano, en la fase donde se forma el yo, es decir, en el estadio del espejo lacaniano equivalente al narcisismo primario freudiano. En ese mismo momento o en la historia familiar heredada tiempo antes, algo sucede en relación con la pérdida: una tragedia, un desamor, una muerte, un desarraigo, una guerra, una mala suerte, una maldición familiar, un accidente, un suicidio; algo donde la pulsión de muerte es muy poderosa y hace desfallecer al deseo y al Eros. En la historia del melancólico observamos casi siempre esos sucesos si aguzamos bien el oído y buscamos con paciencia. Y es verdad que la herencia está presente, pero hay que pensar qué es lo que se hereda, si una vulnerabilidad biológica o una vulnerabilidad psíquica a padecer melancolía. El aparato psíquico en ese momento preedípico no está preparado para sostener una pérdida significativa y se puede producir una fijación en la etapa oral final o principios de la anal. El yo se está formando, pero ya hay una diferenciación más clara entre el objeto y el yo. Este hecho es fundamental, porque si no el yo no puede sentir el abandono y la pérdida del objeto si no hay unos límites claros de éste. El yo formado en sus límites externos no puede recibir el baño libinizador narcisista esencial para la vitalización y se produce ese empequeñecimiento yóico. En la fase adulta, las recaídas depresivas se suelen iniciar cuando no hay suficiente energía vital para hacer frente a momentos de cambio, a momentos de dar sentido a una nueva etapa madurativa, cuando se debe perder o renunciar a algo para ganar un nuevo estatus. Estas recaídas dibujan ese quedarse muerto y parado, esa detención del tiempo y del ritmo vital, esa desincronización con el fluir hacia adelante de la vida. La muerte se encuentra en esos parámetros de detención donde el tiempo y el espacio no existen. Como simboliza bien la mitología griega, la vida surge de un estado original de caos y muerte, pero no olvidemos que la vida nace de la muerte. El melancólico se para y retorna siempre al pasado por ese motivo. La nostalgia y la añoranza por ese estado de inermidad, hace que el deseo de muerte sea muy poderoso, y cuando se levanta algo de la inhibición se puede producir el suicidio. La identificación de los melancólicos se produce por introyección, o más bien por incorporación masiva del objeto perdido. Es un objeto representado por la muerte. No se puede desear ese objeto *a* inalcanzable, porque el melancólico lo tiene incorporado y encarnado en su ser. Anhelar ese objeto significa vivir, poseerlo, morir de empacho.

La estructura melancólica se sirve de mecanismos obsesivos/retentivos para, por un lado, permanecer en un registro temporo-espacial cerca de la quietud y así evitar el ritmo vital y los cambios madurativos a los que está sometido. Por otro, a aferrarse a ese ritmo para no quedarse atrás, parado y triste. Pero en algunos momentos estas defensas no sirven y se desencadena la fase depresiva con sus característicos síntomas. Por la incapacidad de simbolizar la pérdida se aferran a esos ritmos biológicos. Por ese motivo las depresiones tienen características periódicas que tienen que ver muchas veces con los cambios estacionales y hormonales. Lo simbólico no anuda lo real e imaginario. En lo imaginario se hace patente el empequeñecimiento del yo y en lo real, los ritmos de ralentización vital se encarnan en el hombre, como una hibernación de la vida que se repite ciclo tras ciclo. En las relaciones interpersonales se establecen relaciones simbióticas, de dependencia, elecciones narcisistas donde se evita el conflicto típico neurótico. Relaciones de cierta endogamia donde todo queda en casa y a mano, donde no existen sobresaltos y la rutina impera en todos los aspectos.

El autorreproche y la culpa inmensa se erigen como síntomas principales que dan cierto sentido a la dinámica de la melancolía. El desprecio a sí mismo, la sensación de haber cometido algo imperdonable y grave, que se plasma en una delirante espera de castigo, y la indignidad, llama poderosamente la atención del clínico. Pero ¿quién es culpable en realidad? ¿Y de qué? El psicoanálisis da una respuesta interesante: ese odio en forma de reproche va dirigido a un objeto amado e introyectado. Odiado por no haber estado disponible en un momento donde el amor se convierte en necesidad para poder libidinizar la existencia y el propio yo. Esta herida narcisista temprana se muestra irreparable, sin sutura. El resto de los síntomas muestran la escasa energía y pereza del yo para responder a las demandas que la vida exige.

La manía, sin embargo, se muestra asociada casi siempre a la melancolía, aunque haya cuadros melancólicos que no presenten fases maníacas. Parece que la manía es una respuesta o una consecuencia a la liberación temporal que el melancólico siente al descargarse del peso enorme del objeto. Es un estallido pulsional, una actividad frenética sin límites, una expansión de energía voraz que se quiere comer la vida y ganar así el tiempo perdido. Parece la expresión más literal y paradigmática de la patología narcisista.

Durante muchos siglos la melancolía era sinónimo de locura, hasta el siglo XVIII cuando se comenzó a clasificar y describir las distintas entidades clínicas. Clasificada dentro de las psicosis, muchas veces los síntomas se entremezclan y en un mismo paciente pueden aparecer síntomas esquizofrénicos, accesos melancólicos y delirios sistematizados. Los defensores de la psicosis única tienen poderosos argumentos para corroborar este modelo.

En la actualidad, el modelo capitalista, consumista y pragmático, ha borrado la riqueza histórica, cultural y psicopatológica de la melancolía en aras de la depresión, término anglosajón, demasiado simplista y difuso. En estos tiempos de satisfacción inmediata el tiempo para la escucha se acorta o se paga a un precio accesible solo a un segmento más bien aburguesado de la población y en un ámbito privado, la mayor parte de las veces. Todo se mide en términos de rentabilidad, enemiga de la pausa y del tiempo. Las demandas no pueden esperar, se debe satisfacer de inmediato. Se fantasea con una pastilla que dé la felicidad y que nunca nos falte nada: la falsa promesa que nos ofrece el capitalismo.

En cuanto al tratamiento, las terapias biológicas resultan eficaces para tratar las fases depresivas y también para prevenirlas. Los antidepresivos y los estabilizadores del ánimo, sobre todo el litio, tienen utilidad, no sustituible por otros métodos, cuando la gravedad del cuadro se hace patente.

La escucha psicoanalítica nos ayuda a dar un sentido más profundo y sólido a los síntomas melancólicos, pero hay que aceptar los límites que nos plantea para no caer en errores diagnósticos y técnicos, trabajando lo que se pueda trabajar en periodos intercrisis. Hay que cuidarse y no asumir una pesada carga si no se tiene mucha experiencia en lidiar con la locura.

Como en otras psicosis, algunos melancólicos nunca se deprimirán gravemente porque han desarrollado recursos y defensas propias y creativas o han encontrado ese mínimo lugar algo menos indigno y pequeño. No debemos menospreciar este hecho para no caer en un nihilismo terapéutico ni perder de vista que cada paciente ha vivido una historia única que debemos escuchar con atención y respeto, ya que seguramente en esa historia esté parte de la solución. Y aquí sí debemos ser rigurosos y actuar como médicos o psicólogos humanistas y poner nuestra atención y empeño no en «salvar» al paciente, sino en escucharle y aliviar su sufrimiento, con escucha y/o con medicación.

Para finalizar, mi reconocimiento a los pacientes que la mayor parte de las veces hacen un trabajo titánico para vencer a Tánatos, demostrando así su fuerza y tesón y la capacidad de crear y construir. Así, la vida se abre paso a trompicones, pero en definitiva se abre paso.

Apéndice

Miguel Delibes y la tristeza castellana

Miguel Delibes (1920-2010) escribió *La sombra del ciprés es alargada* en 1948. Su ópera prima inaugura su extensa obra en la que aparecen los temas que Delibes plasmará de forma obsesiva a lo largo de su vida: la muerte, la vuelta a la infancia y la naturaleza. Esta obra es un canto al pesimismo vital, al nihilismo y a la tristeza. El personaje del libro, huérfano, es educado por su tío en un ambiente rígido y lleno de normas en una ciudad castellana, provinciana, fría, oscura y mutista. El pesimismo le acompaña en su desarrollo vital, sufre una guerra y varias pérdidas muy dolorosas[249]. Aunque Delibes define su infancia como normal y alegre «solo en parte»:

Tuve una infancia normal, dentro de lo que cabe —dice

---

249. DELIBES, M., *La sombra del ciprés es alargada* (1948), Madrid, Destino, 1948.

el escritor—. Quiero decir que formé parte de una familia numerosa y relativamente estable, y he dicho «en lo que cabe» porque, en realidad, viví una infancia muy alegre en un aspecto, pero con accesos de melancolía más o menos acentuados. Esto lo vio bien un profesor, un fraile [...] que hizo mi semblanza y decía: Miguel tiene la mirada lánguida y un poco tristona[250].

Fue el tercero de ocho hermanos. En 1938, en plena Guerra Civil, Delibes relata al respecto:

Mi juventud se vio amargada por el más terrible de los acontecimientos que han ocurrido en España en los últimos cincuenta años; es decir, por la guerra civil. Yo no tenía más que quince años. Era un niño ya mayorcito cuando estalló, pero aquella guerra se prolongaba [...] y como no quería que me alistaran, tuve que alistarme yo. Hube de anticiparme para poder elegir[251].

En 1946 se casa con Ángeles Castro, su mujer y musa con la que tiene siete hijos. En 1948 escribe su primera novela, nace su primer hijo y dice:

En estos años de penuria y de dificultades se iluminó mi horizonte con una carrera verdaderamente vocacional. Aunque hasta entonces no se me había ocurrido pensar que la tuviese, advertí que tenía una vocación estética. Desde que

---

250. ALONSO DE LOS RÍOS, C.: Entrevista a Miguel Delibes, *El Norte de Castilla, El semanal*, 2 de abril de 2000.
251. *Ibídem*.

leí a don Joaquín Garrigues me di cuenta de que me atraía la escritura. Y este fue el primer chispazo vocacional, al margen del dibujo, que era una actitud espontánea [...] Seguí esa vocación escribiendo una novela [La sombra del ciprés es alargada], enviándola al premio Nadal y consiguiéndolo en [el 6 de enero de] 1948. Ahí es donde empiezan todas mis vicisitudes como escritor[252].

La gran tragedia de su vida sucede en 1974 cuando su mujer fallece prematuramente. Nunca se llegó a recuperar de esta pérdida y escribe la novela autobiográfica sobre la relación con su mujer *Señora de rojo sobre fondo gris* (1991). Coincide también con su momento más fructífero como escritor y cuando comienzan a llover todos los reconocimientos. En 1966 ya había abordado la temática del duelo en *Cinco horas con Mario,* considerada por algunos como su obra maestra. En 1998 le diagnostican un cáncer de colon del que se recuperó, pero que para él marcó su final. Muy esclarecedoras, me parecen, estas frases suyas:

Yo puse fin a *El hereje* el mismo día que me diagnosticaron un cáncer. Esto fue en mayo de 1998. Pensé que acababa de cerrar mi carrera, es decir, que dentro de la contrariedad, la declaración de la enfermedad al concluir *El hereje* había sido oportuna. La operación —que en realidad fueron tres— terminó en 1999. ¿Qué había ocurrido? La cirugía ha progresado, y al despedirme, el doctor me dijo: «Delibes, no le he operado a usted, le he curado» y, en efecto doy por

---

252. *Ibídem.*

buenas sus palabras. El cáncer ha pasado a la historia. Es una anécdota en mi vida. Pero ¿quedó todo como estaba? Evidentemente no. Los trastornos, las molestias, los dolores que acompañan a las funciones más elementales del cuerpo humano en un lento proceso de adaptación se prolongan ya demasiado. De momento, he tenido que cambiar de vida, aislarme. Pero ya no he vuelto a ser el que era. No puedo escribir. No me atrevo a afrontar una entrevista mano a mano. Mi pesimismo, con el que ya nací, ha ido en aumento. Me ha confirmado que la vida es corta, que da poco y que, en general, salvo momentos fugaces, es poco agradable. Viudo desde 1974, la soporto gracias a la compañía de mis hijos y mis nietos, con muchos de los cuales ya se puede hablar de todo. Sólo, mi situación hubiera sido irresistible[253].

Sin poder afirmar que Delibes sufría de melancolía, sí se sospechan algunos rasgos melancólicos en su carácter, y con menos dudas aún cuando uno lee algunos de sus libros: niños huérfanos, pérdidas, miseria humana, ruindad, lugares y situaciones sociales mezquinas. Este nihilismo y misantropía hacia el hombre civilizado y urbanizado, encuentra alivio en la vuelta a la naturaleza y el campo, observado e idealizado por Delibes como el paraíso perdido al cual retornar. Pero a la vez, puede que su obra alivie en parte su pesimismo vital, como bien explicita en el párrafo anterior. Muchas de sus obras planean alrededor de la pérdida que el autor sufre en propias carnes con la muerte de su mujer. Desde su infancia también se obsesionó con la muerte de su padre.

---

253. *Ibídem.*

Delibes puede ser definido como el castellano por antonomasia: austero, adusto, de triste semblante, hosco, frío, inaccesible, fiel y fiable. Pero, además, un halo de melancolía tiñe su ser desde su más tierna infancia. Con su estilo tan personal, transmite como nadie esa desolación humana y la muerte como fin de viaje común a todos. Pero también describe esa miseria tan nuestra: el caciquismo, la brutalidad y el aprovechamiento de la ignorancia del esclavo por parte del señorito, más culto y civilizado en apariencia, como bien refleja en su novela *Los santos inocentes*. No hay casi nada complaciente en la obra de Delibes, sin embargo, el realismo descarnado que presenta tiene esa belleza nítida que se siente al leer a uno de los mejores.

La escritura y la creación artística puede actuar como *sinthome* para Delibes y para muchos otros autores tristes; reflejando y construyendo historias que plasman los fantasmas, obsesiones, temores y tristezas.

En su libro *Duelo, melancolía y depresión*, Darian Leader explica este hecho. No deja de ser una forma de cura por la palabra. Además, tiene más sentido en la psicosis, ya que el autismo y hermetismo hacia el otro hace muy difícil las relaciones interpersonales y por ende la transferencia y el abordaje psicoterapéutico. Así, la escritura se convierte en un lugar exterior y continente para las proyecciones y fantasmas, sin que haya un interlocutor directo e invasivo. Puede que esto no ayude a socializar al paciente, pero al menos es un acto creador que combate el goce y la pulsión de muerte. Pero, además, o sobre todo, tiene la virtud de hacernos un impagable regalo a los lectores cuando el que escribe es un genio.

Terminamos el libro con tres poemas. El primero de Edgar Allan Poe, escritor atormentado que llenó sus relatos de mujeres muertas que vuelven a la vida y nos inquietó con sus cuentos. Poe, con tan solo tres años, permaneció encerrado una noche con su madre que había fallecido súbitamente mientras cuidaba de él. Nadie se percató hasta que entraron en su casa al día siguiente y se encontraron con tan terrible escena. El nihilismo, la muerte y el terror, lo acompañaron hasta su agitado final, alcoholizado y solo. Intentó proyectar sus fantasmas en sus cuentos, relatos y poemas, sobre todo mujeres muertas con los ojos glaucos y vítreos, repitiendo así la escena imborrable de su madre muerta. No sabemos si fue una terapia fallida, pero su creación literaria sí permanecerá omnipresente y para siempre, causando desazón e inquietud en sus lectores. El siguiente poema de Poe pertenece al cuento «Ligeilla»:

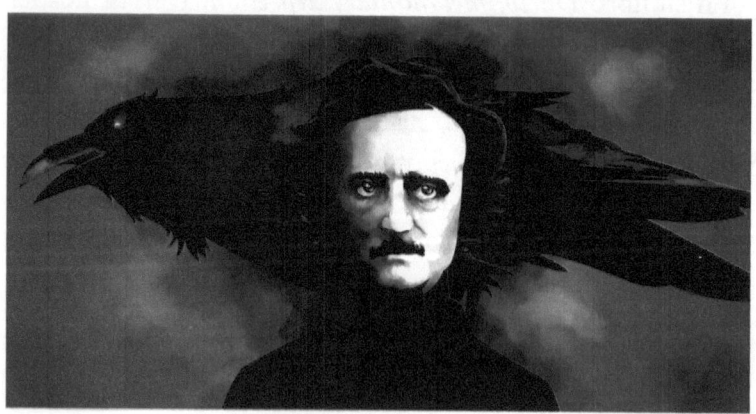

¡Mirad! ¡Esta es noche de gala,
después de los postreros años tristes!
Una multitud de ángeles alígeros, ornados
de velos, y anegados en lágrimas,
siéntanse en un teatro, para ver
un drama de miedos y esperanzas,
mientras la orquesta exhala, a ratos,
la música de los astros.

Mimos, a semejanza del Altísimo,
murmuran y susurran quedamente,
volando de un lado para otro;
meros muñecos que van y vienen
a la orden de grandes seres invisibles
que trasladan la escena aquí y allá,
¡sacudiendo con sus alas de cóndor
la oculta desventura!
¡Oh, abigarrado drama!
¡Oh, sin duda, jamás será olvidado!
Con su espectro, sin cesar acosado,
por un gentío que apresarle no puede,
en un circulo que gira eternamente
sobre sí mismo y en el mismo sitio;
¡mucha Locura, más Pecado aún
y el Horror, son alma de la trama!

Pero mirad: ¡entre los mimos
una forma rastrera se entremete!
¡Una cosa roja de sangre que
llega retorciéndose de la soledad escénica!

¡Se retuerce y retuerce! Con jadeos mortales
los mimos son ahora su pasto,
los serafines lloran
viendo los dientes del gusano
chorrear sangre humana.

¡Fuera, fuera todas las luces!
Y sobre cada forma trémula,
el telón cual paño fúnebre,
baja con tempestuoso ímpetu...
Los ángeles, pálidos todos, lívidos,
se levantan; ¡descúbranse!, afirma
que es esta la tragedia «Hombre»,
y que es el vencedor «Gusano» su héroe[254].

El segundo poema es de Jaime Gil de Biedma, poeta
maldito de la generación de los años cincuenta, que plasma
el desencanto y el nihilismo que él mismo sufrió y que en
1974 le hace caer en una fuerte crisis depresiva y existencial
que le impide volver a escribir, asolado por la decepción de
la transición española y por la hipocresía burguesa de la que
él mismo formaba parte.

No volveré a ser joven

Que la vida iba en serio
uno lo empieza a comprender más tarde
como todos los jóvenes, yo vine
a llevarme la vida por delante.

---

254. POE, E., «Ligeilla», *Cuentos extraordinarios*, Barcelona, Plaza y Janes, 1973.

Dejar huella quería
y marcharme entre aplausos
envejecer, morir, eran tan sólo
las dimensiones del teatro.

Pero ha pasado el tiempo
y la verdad desagradable asoma:
envejecer, morir,
es el único argumento de la obra[255].

El tercer poema es de Federico García Lorca que, al igual que otros poetas y escritores, tiene la virtud de poder metaforizar de forma bella e inigualable las cosas de la vida y de lo humano. El poeta retrató la España de su tiempo de manera prodigiosa. Pero como saben, tuvo un final triste. Víctima de la intolerancia del Otro, se convirtió en un chivo expiatorio de lo que representaba; un hombre moderno, homosexual, sensible, poeta y escritor. Un perfil muy alejado de la España única y decente, la de la tradición y la de las cosas «como Dios manda». Su muerte fue en vano, porque su figura se mitificó, y su obra perdurará siempre. Los que quisieron silenciarle con su muerte consiguieron el efecto contrario, ya que se convirtió en un símbolo para mucha gente.

En 1921 se publica «Alba» en su primer libro de poemas. Lorca, expresa así su dolor y nostalgia de su época de juventud, cuando deja atrás a su familia para trasladarse a Madrid y se produce algún desamor por el camino.

---

255. GIL DE BIEDMA, J., *Antología Poética*, Madrid, Alianza, 1981.

Alba

Mi corazón oprimido
Siente junto a la alborada
El dolor de sus amores
Y el sueño de las distancias.
La luz de la aurora lleva
Semilleros de nostalgias
Y la tristeza sin ojos
De la médula del alma.
La gran tumba de la noche
Su negro velo levanta
Para ocultar con el día
La inmensa cumbre estrellada.
¡Qué haré yo sobre estos campos
Cogiendo nidos y ramas
Rodeado de la aurora
Y llena de noche el alma!
¡Qué haré si tienes tus ojos
Muertos a las luces claras
Y no ha de sentir mi carne
El calor de tus miradas!
¿Por qué te perdí por siempre
En aquella tarde clara?
Hoy mi pecho está reseco
Como una estrella apagada[256].

---

256. GARCÍA LORCA, F.: *Obras selectas,* Madrid, Espasa Calpe, 1998.

La palabra. La palabra como salvadora del ser humano, como mejor antídoto contra la barbarie, aunque siempre corre el riesgo de querer ser silenciada por los bárbaros. La palabra como arma de paz y de denuncia. La palabra como signo de amor y justicia. La palabra del Otro. Esa palabra.

Bibliografía

ABRAHAM, K.: *Preliminares a la investigación de la locura maníaco-depresiva* (1911), en *Obras completas,* Barcelona, RBA, 2004.
— *Un breve estudio de la evolución de la libido* (1924), en *Obras completas,* Barcelona, RBA Coleccionables, 2004.
ALARCÓN DE SOLER, M.: *Secretos familiares y sus marcas en la subjetividad,* https://bit.ly/2NzBmok.
ALONSO DE LOS RÍOS, C.: «Entrevista a Miguel Delibes», *El Norte de Castilla, El semanal,* 2 de abril de 2000.
ALMODÓVAR, P.: *Volver,* película, 2006.
ÁLVAREZ, J. M.ª: *Estudios sobre las psicosis,* Santiago de Compostela, AGSM, 2006.
— *Estudios de psicología patológica,* Barcelona, Xoroi edicions, 2017.
— *Hablemos de la locura,* Barcelona, Xoroi edicions, 2018.
ÁLVAREZ, J. M.ª: ESTEBAN, R., SAUVAGNAT, F.: *Fundamentos de psicopatología psicoanalítica,* Madrid, Síntesis, 2004.

APA: *Manual diagnóstico y estadístico de los trastornos mentales DSM V*, *Breviario*, Madrid, Editorial Médica Panamericana, 2014.

ARENDT, H.: *Eichmann en Jerusalén – Un informe sobre la banalidad del mal* (1963), Barcelona, Random House Mondadori, 2013.

BECEIRO LÓPEZ, G.: «Saudade y escritura en el Livro do desassossego. La vida lida de Pessoa»; en VV. AA.: *Estética y religión: el discurso del cuerpo y los sentidos*, Barcelona, Montesinos, 1998.

Biblia de Jerusalén, Bilbao, Desclée de Brouwer, 1978.

BION, W.R.: *Una teoría del pensamiento*, Buenos Aires, Hormé, 1972.

BOLLAÍN, I., *Te doy mis ojos*, película, 2003.

BRIGHT, T.: *Treatise on Melancholy* (1586). Trad. *Un tratado de melancolía*, Madrid, AEN, 2004.

BURTON, R.: *The Anatomy of Melancholy* (1621), Trad. *Anatomía de la melancolía I*, Madrid, AEN, 2.ª ed., 2003.

— *Anatomía de la melancolía II*, AEN, Madrid, 2001.

— *Anatomía de la melancolía III*, Madrid, AEN, 2002.

CAMUS, M.: *Los santos inocentes*, película, 1984.

COLINA, F.: *Melancolía y paranoia*, Madrid, Síntesis, 2011.

— *Deseo sobre deseo*, Valladolid, Cuatro, 2006.

CONSTANTINO EL AFRICANO: *De melancolía*, Pagés Larraya, F. Acta, suplemento 1, Buenos Aires, 1992.

CORAZÓN, A.: «Suicidios en el totalitarismo», *Jot Down*, en https://bit.ly/2PP8bhy.

COTARD, J.: *Delirios melancólicos; negación y enormidad*, Madrid, Ergon, La Biblioteca de los Alienistas del Pisuerga, 2008.

DE HABSBURGO, D.: «Formula novitiorum. De interioris hominisr eformatione», en LA BIGNE, MARGUERIN DE (Ed.): *Sacra biblioteca sanctorum Patrum*, apud Michalelem Sonnium, París, 1576.

DELIBES, M.: *La sombra del ciprés es alargada*, Madrid, Destino, 1948.

— *Los santos inocentes* (1981), Barcelona, Planeta, 19° ed., 1990.

DEL MOLINO, S.: *La España vacía; viaje por un país que nunca fue,* Madrid, Turner, 2016.

DE MIJOLLA, A. (Dir.): *Diccionario internacional de psicoanálisis,* Madrid, Akal, 2007.

DYLAN, B.: *Like a rolling Stone,* canción, 1965.

ESQUIROL, J-E.: *Memorias sobre la locura y sus variedades,* Madrid, DORSA, 1991.

FALRET, J-P.: *De la folie circulaire, Des maladies mentales et des asiles d'aliénés,* París, J. B. Bailliere et Fils, 1864.

FAULKNER, W.: *Las palmeras salvajes,* Madrid, Ediciones Siruela, 1994.

FERRAND, J.: *De la maladie de l'amour, ou mélancholie érotique* (1623). Trad. *Melancolía erótica o enfermedad de amor,* Madrid, AEN, 1996.

FERRÁNDEZ PAYO, M.: citando a Abraham (1924). «Abraham y la melancolía: la teoría biológica», *Aperturas psicoanalíticas,* n° 28, 2008, en https://bit.ly/2Dvhm2Y.

FORD COPPOLA, F. *Drácula de Bram Stoker,* película, 1992.

FRANKL, V.: *El hombre en busca de sentido* (1945), Barcelona, Herder, 1991.

FREUD, S.: *Tres ensayos para una teoría sexual* (1905), en *Obras completas,* vol 2, Madrid, Biblioteca Nueva, 2012.

— *Introducción al narcisismo* (1914), en *Obras completas,* vol. 2, Madrid, Biblioteca Nueva, 2012.

— *Duelo y melancolía* (1915), en *Obras completas,* vol. 2, Madrid, Biblioteca Nueva, 2012.

— *Los que fracasan al triunfar. Delincuentes por sentimiento de culpa* (1916), en *Obras completas,* vol. 2, Madrid, Biblioteca Nueva, 2012.

— *Más allá del principio del placer* (1920), en *Obras completas,* vol. 3, Madrid, Biblioteca Nueva, 2012.

— *El yo y el ello* (1923), en *Obras completas,* vol. 3, Madrid, Biblioteca Nueva, 2012.

— *El malestar en la cultura* (1930), en *Obras completas*, vol. 3, Madrid, Biblioteca Nueva, 2012.

GARCÍA DUAL, C.: *Historia mínima de la mitología,* México DF, El Colegio de México-Turner, 2014.

GARCÍA DE JALÓN, E. y PERALTA, V.: «Suicidio y riesgo de suicidio», *Anales Sis San Navarra*, vol. 25, supl. 3, 2002.

GARCÍA DOMÍNGUEZ, R.: «Miguel Delibes, semblanza biográfica», *El Norte de Castilla,* Valladolid, 12-3-2010, https://bit.ly/2XDGufA.

GARCÍA LORCA, F.: *Obras selectas,* Madrid, Espasa Calpe, 1998.

GIL DE BIEDMA, J.: *Antología Poética.* Madrid, Alianza, 1981.

GUTIÉRREZ, G.: «La banalidad de la pulsión de muerte», *Revista de Psicoanálisis,* vol. 67, n° 04, pp. 737-754, 2010.

HOWARD, R.: *Una mente maravillosa,* película, 2002.

HUERTAS, R.: *La locura,* Madrid, CSIC, 2014.

HUSSERL, E.: *La idea de la fenomenología* (1907), Barcelona, Herder, 2012.

IZQUIERDO VIGO, P.: «El hermano mayor que Dalí tuvo que matar para ganar su propia inmortalidad», *Cultura Colectiva,* 8/8/2017, https://bit.ly/2BYaLg4.

JACKSON, S.: *Historia de la melancolía y depresión,* Madrid, Turner,1989.

JASPERS, K.: *El problema de la culpa: sobre la responsabilidad política alemana,* Barcelona, Paidós Ibérica, 1998.

— *Psicopatología general,* México DF, FCE, 1993.

JURANVILLE, A.: *La mujer y la melancolía,* Buenos Aires, Nueva Visión, 1994.

KAËS, R. y FAIMBERG, H.: *Transmisión de la vida psíquica en las generaciones,* Buenos Aires, Amorrortu editores, 2006.

KERNBERG, O.: *Desórdenes fronterizos y narcisismo patológico,* Madrid, Paidós. 2010.

KIERKEGAARD, S.: *Entweder/Oder,* en *Gesammelte Werke,* Segunda parte, vol. 2, Jena, Diederichs, 1843.

KLEIN, M.: *Una contribución a la psicogénesis de los estados maníaco-depresivos* (1935), en *Obras completas,* Buenos Aires, Paidós, 1974.

— *El duelo y su relación con los estados maníaco-depresivos* (1940), en *Obras completas,* Bibliotecas de Psicoanálisis, https://bit.ly/2H53kqW.

KLIBANSKY, R. *et al.*: *Saturno y la melancolía,* Madrid, Alianza,1991.

KORMAN, V.: *Y antes de la droga ¿qué? Una introducción a la teoría psicoanalítica de la estructuración subjetiva,* Barcelona, NC Ediciones, 2009.

KRAEPELIN, E.: *La locura maníaco-depresiva,* Madrid, Ergon, La Biblioteca de los Alienistas del Pisuerga, 2012.

KRETSCHMER, E.: *El delirio sensitivo de referencia* (1919), Madrid, Triacastela, 2000.

LACAN, J.: *El Seminario. Libro 3. Las psicosis* (1955-56), Barcelona, Paidós, 1984.

— *El Seminario. Libro 5. Las formaciones del inconsciente* (1957-1958), Buenos Aires, Paidós, 1988.

— *El Seminario. Libro 6. El deseo y su interpretación* (1958-1959), Buenos Aires, Paidós, 1988.

— *El Seminario. Libro 7. La ética del psicoanálisis* (1959-1960), Buenos Aires, Paidós, 1988.

— *El Seminario. Libro 10. La angustia* (1963), Barcelona, Paidós, 2006.

— *El Seminario 22,* RSI, Editorial Ornicar, 1975.

— *El Seminario. Libro 23. El sinthome,* Buenos Aires, Paidós, 1988.

— «El estadio del espejo como formador de función del yo» (1949), *Escritos I,* México DF, Siglo XXI, 2009.

— «Kant con Sade», *Escritos II*, México DF, Siglo XXI, 1984.

— *Televisión* (1973), en https://bit.ly/2T1SY29.

LANGE, J.: *Die endogenen und reaktiven Gemütserkran kunken und die manisch-depressive Konstitution*, Berlín, Springer,1928.

LAPLANCHE, J. y PONTALIS, J-B.: *Diccionario de psicoanálisis*, Barcelona, Paidós, 2007.

LEADER, D.: *¿Qué es la locura?*, México DF, Sextopiso, 2013.

— *La moda negra. Duelo, melancolía y depresión*, México DF, Sextopiso, 2011.

LENORE, V. y VEGAS, N.: *Hipster, indies y gafapasta: crónica de una dominación cultural*, Madrid, Capitán Swing, 2014.

LEVI, P.: *Trilogía de Auschwitz - Si esto es un hombre* (1958), Barcelona, Planeta-Península, 2018.

LOCH,W.: «Über zwei mögliche Ansätze psychoanalytischer Therapie bei depressiven Zustandsbildern», en: VON WALTER SCHULTE, H. *et al.*, *Melancholie in Forschung, Klinik und Behandlung*, Stuttgart, Thieme, 1969.

LÓPEZ-MUÑOZ, F. y ÁLAMO, C.: *Historia de la Psicofarmacología*, Tomo II, Madrid, Editorial Médica Panamericana, 2006.

LLAMAZARES, J.: *Distintas formas de mirar el agua*, Barcelona, Alfaguara, 2015.

LLOPIS, B.: *La psicosis única*, Madrid, Triacastela, 2003.

MALIKIAN, A.: Biografía, en: https://bit.ly/2r5qHHk.

MARTY, P.: *La psicosomática del adulto*, Buenos Aires, Amorrortu editores, 1992.

— *Movimientos individuales de vida y muerte*, Barcelona, Toray, 1984.

MARTY, P. y DE M'UZAN. M.: «Le "pensée opératorie"», *Revue française de psychanalyse*, Tomo XXII, 1963.

MARX, K.: *El dieciocho Brumario de Luis Bonaparte* (1852), Madrid, Alianza, 2015.

MIÑARRO, A. y MORANDI, T.: *Trauma y transmisión. Efectos de la guerra del 36, la posguerra, la dictadura y la transición en la subjetividad de los ciudadanos,* Barcelona, Xoroi edicions, 2012.

NACHIN, C.: «Del símbolo psicoanalítico en la neurosis, la cripta y el fantasma», en *El psiquismo ante la prueba de las generaciones,* Buenos Aires, Amorrortu editores, 1995.

NIETZSCHE, F.: *Genealogía de la moral,* Madrid, Alianza, 1996.

PALACIOS, F.: *La gran familia,* película, 1962.

PLATÓN, *Gorgias, diálogo con Polo, 461b-481b,* ver traducción de Julio Calonge Ruiz (1951), Madrid, Instituto de estudios Políticos.

POE, E. A.: *Cuentos extraordinarios,* Barcelona, Plaza y Janes, 1973.

RAE: *Diccionario de la lengua española*, 22.ª ed, 2001.

RECALCATI, M.: *La clínica del vacío,* Madrid, Síntesis, 2008.

— *El complejo de Telémaco,* Barcelona, Anagrama, 2013.

SCHÜLE, H.: *Traité clinique des maladies mentales,* París, Lecrosnier, 1888.

SCHULTE, W.: «Die Entlastungssituation als Wetterwinkel für Pathogenese und Manifestierung neurologischer und psychiatrischer Krankheiten», *Nervenarzt,* 1951, 22.

SOBRAL, G.: *Madres, anorexia y feminidad,* Madrid, Filigrana, 2012.

SOLER, C.: «Pérdida y culpa en la melancolía» (1989), *Estudios sobre la psicosis,* Buenos Aires, Manantial, 1991.

SPITZ, R. y WOLF, K. M.: «Anaclitic depression; an inquiry into the genesis of psychiatric conditions in early childhood, II». *The Psychoanalytic Study of the Child,* 2, 1946, en https://bit.ly/2EjLA83.

STOKER, B.: *Drácula* (1897), Madrid, Anaya, 1984.

SURMANI, F.: «Melancolía: Objeto *a* y pérdida». VII Congreso

Internacional de Investigación y Práctica Profesional en Psicología, XXII Jornadas de Investigación Décimo Encuentro de Investigadores en Psicología del MERCOSUR. Facultad de Psicología–UBA, Buenos Aires, 2015, p. 617, en https://bit.ly/2XJbBXs.

TELLENBACH, H.: *La melancolía. Visión histórica del problema. Endogenidad, tipología, patogenia y clínica,* 2.ª ed., Madrid, Morata, 1976.

TISSERON, S. *et al.*: *El psiquismo ante la prueba de las generaciones,* Buenos Aires, Amorrortu editores, 1997.

VALLEJO RUILOBA, J.: *Melancolía. Un tipo básico de depresión,* Madrid, Editorial Médica Panamericana, 2012.

VON TRIER, L.: *Melancolía,* película. 2011.

WERBA, A., *Transmisión entre generaciones. Los secretos y los duelos ancestrales,* https://bit.ly/2Ue78JT.

WINNICOTT, D.: *Sostén e interpretación,* Barcelona, Paidós, 1992.

Índice de materias

A

Abuelos 24, 26, 35, 41-42, 146-150, 152, 154, 158-160, 163-164, 177-179, 182, 185, 187-188, 260-261

Adicción 35 (n), 101, 105, 153, 171, 175, 222-223, 229-232, 237-239, 302

Afecto/afectivo 34, 37 (n), 42, 47 (n), 49, 56-57, 59, 62, 76, 87, 105-107, 111, 115, 123, 161, 164, 172, 192-195, 197, 238-243, 251-252, 257, 267, 270

Alcoholismo/alcohólico 153, 181, 223, 230, 232-233, 238, 286

Ambivalencia 36, 66, 71, 96-100, 111-113, 119-120, 122, 133, 204 (n), 216, 239, 263-264

Amor 26, 29-30, 37, 47, 59-60, 70-71, 96-98, 104, 107, 111-113, 115, 118, 120-123, 144, 156, 158, 164, 181, 186, 205, 213, 216, 218, 245-246, 255, 257, 259, 267-269, 278, 290-291

Anal (fase) 97, 100-102, 113, 276

Ancestro 25, 142, 153, 163, 174

Angustia 31, 35 (n), 87, 119-120, 125 (n)-126 (n), 128 (n)-129, 132 (n)-133 (n), 171, 178, 193, 195, 197, 224, 238, 240, 261, 267

Ánimo/anímico 63, 95, 194, 212, 252, 278

Anorexia o anoréxica 35 (n), 110, 126, 153, 210, 222-223, 228-230, 237

Antepasados 179

Antidepresivo 33, 79, 250, 278

Antipscótico 79, 250

Antipsiquiatría 78-79

Ascendientes 36, 159, 166, 174, 268

Autolisis 52

Autopunición 266

Autorreproche 31, 34, 57-58 (n), 60, 68, 94-95, 113-114, 131, 136, 208, 229, 266, 276

B

Bilis negra   39, 45, 49, 63-65, 68-69

Bipolar   16, 30-31, 56, 77 (n), 193, 205 (n), 212, 221

C

Carácter   17, 33, 57, 75, 90, 108, 112, 114-115, 127, 130-131, 134,, 156, 175, 178-179, 182, 185, 193-194, 200

Carácter castellano   181

Carácter melancólico   43, 48, 57, 88-89, 178, 284

Carácter obsesivo   43, 228

Castigo   51, 68, 95, 154 (n), 276

Catatonía   34, 55, 58, 79, 107, 193, 198, 242, 251

Clasificación   14, 32, 55-57, 77, 197, 237, 277

Clínica   14, 26, 30-31, 33, 36-40, 42-43, 48-49, 52, 54-59, 64, 69, 77-78 (n), 80-81, 87, 93-95, 98, 105, 107, 110-111, 137, 155, 161, 165, 167-168, 175, 182, 189-191, 193, 211-212, 214, 219-226, 228-230, 232-234, 237-238, 240-242, 250, 254-256, 260, 269, 273, 276-277

Condena   70, 112, 201, 211

Consciente   16, 88, 95, 170, 172, 179, 268

Contra-transferencia   43, 261, 263, 265, 267

Creación/ creatividad   42, 47, 49, 68-69, 80 (n)-81, 89, 100, 130, 147, 150, 152-153, 159, 164, 172, 223, 230, 255, 256-257, 262, 265, 270-271, 278-279, 285-286

Crisis   31, 37 (n), 77, 111 (n), 127, 161, 256, 278, 288

Culpa   41-42, 54, 57, 68-69, 84 (n), 88-89, 96, 98, 109, 113, 119-120, 129, 132, 136 (n)-137, 143, 148-151, 154, 156 (n), 159, 173, 179, 196, 199, 203-204, 206-209, 211, 213, 226-227, 235, 244, 268, 276

Culpabilidad/ culpable   17, 84, 108-109, 207-209, 211, 241, 276

D

Decir   42, 106, 141-142, 148, 159-160, 167, 174, 184, 187, 195, 222, 248, 260-261

Delirio   32, 43, 56, 67, 75-77 (n), 95, 129, 135 (n), 144, 149, 194-195, 199-201, 211, 222-223, 225-226, 228-229, 255, 261-262, 276-277

Delirio de indignidad   137

Delirio depresivo   55

Delirio nihilista   154, 199

Delirio sensitivo   149, 226, 228

Denigrante o denigración   95, 133, 136 -137, 150 (n), 155, 264, 266

Depresión   15, 30-32, 35, 37, 39-41, 43, 48, 53-58, 73, 79-80, 86, 88-90, 95, 101, 106-107, 109, 113-121, 127, 130-131, 133, 137, 140, 144, 161-163, 180, 188, 191, 194, 196-200, 202, 208, 211-212, 214-215, 221-222, 224, 232, 235, 240-244, 249-256, 258, 262, 264, 267-268, 273; 275-278, 285, 288

Depresión anaclítica   122

Depresión endógena — 30, 32, 55-56, 85

Depresión mayor — 40, 205 (n), 247

Depresión melancólica — 33, 39, 41, 55-56, 113, 191, 199, 212, 222, 233, 240, 251

Depresión psicótica — 55, 113

Depresivo (episodio) — 31, 32, 36-37, 43-44, 110, 143, 221, 251, 255

Depresivo (trastorno) — 33, 54

Desamor — 18, 36, 58, 97, 225, 239, 265, 267, 276, 290

Descendiente/s — 17, 42, 142, 166, 171, 174, 176, 181

Desecho — 38 (n), 50-52, 54, 58, 102, 109-110, 125, 127, 133-135, 155, 158, 181, 210, 215, 230, 258, 260, 265

Desencadenante — 32, 36, 44, 88-89, 95, 104, 135 (n)-137, 160, 186, 203, 215, 222, 226, 234, 257, 276

Deseo — 16-19, 24-25, 27, 29-30, 35-36, 38, 51, 54, 57, 67, 70-71, 94, 102-103, 106, 113, 115, 123, 126 (n)-130, 132-133, 135 (n), 143, 145-146 (n), 157, 164, 166, 172, 181, 186, 188, 193, 198-199, 203-204, 207-208, 210, 227, 231, 236, 242, 244, 246, 252, 255, 259-260, 262, 264, 268-272, 274-275

Deseo del Otro — 18, 35-36, 52, 125-126, 129, 166, 209, 230, 239, 245, 255, 266-267

Desesperar — 67, 70, 89 (n)-90, 131, 181, 204

Desestructura — 78, 171, 250

Desvitalización — 44, 57, 86, 109, 111, 122, 130, 133, 197, 236, 268

Deuda — 17, 42, 69, 88-89, 109, 130, 143-146 (n), 164, 166, 178, 180, 209-211, 218, 258, 272

Diagnóstico — 30-31, 33, 39-40, 55, 57, 75-77 (n), 79-81, 84, 87, 93-95, 140, 145, 191-193, 198, 205 (n), 212, 219, 221-223, 225, 233-234, 237-238, 240, 247, 254-255, 257, 269, 278, 283

Dolor — 15, 32, 46-48, 70, 79, 81, 87, 99, 112, 118-119, 134, 145-146, 150 (n), 166-167, 172, 192, 194-197, 201, 203, 222, 238, 243-245, 263, 267-268, 281, 284, 289-290

Dolor del alma — 24-25, 59, 194

Duda — 31, 40, 90, 161, 201, 221-222, 234, 272

Duelo — 16, 23-25, 31, 34, 36, 53, 58-59, 93-99, 109, 116-121, 128, 133, 143, 162, 165, 168-169, 174-176, 180-181, 185, 203, 208, 215, 217-218, 224, 232-233, 235, 243-246, 261, 263, 267, 273, 283, 285

E

Edipo — 103, 108-110, 115, 128, 206, 231-232, 243, 253-254, 274

Endogámico — 36 (n), 41-42, 139, 145-146, 165, 175, 179, 206, 232

Endógeno — 16, 30-32, 55-56, 77-78, 85-86, 130 (n), 197, 225

Enfermedad mental	63, 75, 77, 140, 163
Eros	18, 28-30, 44, 105, 230, 274
Erótico/erotismo	70 (n), 97, 115, 132 (n), 147, 171
Esquizoafectivo (trastorno)	57, 223, 225, 237
Esquizofrenia	57, 77-78, 80, 85, 104, 107, 126, 135, 140, 161, 192, 195, 198, 200, 215, 223-226, 255, 258, 262, 265, 273, 277
Esquizoparanoide	116-117, 224
Estadio del espejo	104 (n), 123-126, 274
Estructura	16, 36-37 (n), 39, 43, 54-57, 78, 89-91, 110, 123, 128-129, 135-137, 143, 166, 170, 182, 187, 191, 195, 220-223, 227-228, 231, 233-234, 236-237, 240, 253-257, 265, 273
Estructura melancólica	31, 33, 37, 43, 90 (n), 135, 137, 162, 191, 193, 221-222, 226, 228, 234, 236, 240, 263, 269, 272-273, 275

F

Falta	25, 29, 31, 35-36, 44, 57, 87, 95-96, 104, 122, 124 (n)-129, 132, 134-137, 165-166, 176, 181, 197-200, 224-225, 227-228, 230, 246, 259-260, 264, 266, 268-270, 278
Familia	16-18, 34, 36, 41-42, 71, 76, 88, 131, 139-146 (n), 148-149, 151-152, 154, 159-160, 163, 165-177, 180, 182-188, 203, 206, 210, 212, 216 (n), 229, 231-232, 259-260, 269, 274, 282, 290

Familia endogámica	24, 165, 182
Fase	31, 35, 38, 58, 77, 87-89, 93, 97, 100-104, 113-114, 120, 131-132, 161, 203, 211, 214-215, 221, 235, 244, 274-275, 277
Fase depresiva	31, 39, 55, 73, 86, 89, 101, 106, 115, 120, 131, 133, 162, 191, 199, 215, 222, 242, 249, 251, 253, 256, 262, 268, 273, 276, 278
Filiación	141, 175, 232, 260
Forclusión	90 (n), 123, 135-137, 224, 227
Fraterno/fraternal	155, 188
Funesto	48, 142
Fusión materna	206

G

Generación	16, 18-19, 24, 36, 42, 44, 143, 148-150 (n), 152, 154, 171-172, 178, 184, 260-261, 271, 274, 288
Generacional	27-28, 41, 141, 163, 175, 232, 302
Genograma	210, 260, 302
Goce	23, 58 (n), 66, 70, 102-103 (n), 109, 123, 127, 130-132, 142, 156 (n), 188, 196 (n), 206, 213, 230, 249, 271 (n), 285
Guerra/posguerra	18, 24, 34 (n)-35, 42, 56 (n), 84, 102 (n), 105, 122, 142, 149-151, 154-157 (n), 169, 173, 177, 180, 183-184, 204, 211, 274, 281-282

H

Herencia	18, 25, 27, 36, 41-42, 49 (n), 62, 65 (n), 74-75, 109, 111 (n),

	139, 143-147, 153, 158, 163-165, 168, 175-178, 180, 182, 185, 209, 274	Identidad	17-19, 25, 81 (n), 142-143, 166, 171, 173, 175, 215, 302
Herida narcisista	169, 188, 208, 241, 269, 276	Identificación	17, 19, 30, 38, 42, 46, 58, 87, 95, 97, 100, 109-112, 123-125, 127 (n), 132-134, 141, 143, 146, 148, 166-168, 172, 174-175, 182, 184, 215, 217, 259-261, 263, 268, 275
Hijo	24, 26, 35, 44, 66, 104, 143-147 (n), 151-153, 160, 163-164, 166-167, 170, 172, 177, 180, 183-188, 208, 227, 231, 246, 268, 282, 284		
		Identificación alienante	168, 174
Hipocondria/ hipocondriaco	57, 64, 72, 75, 129, 196, 200	Identificación primaria	174
Hipomanía	212-214		
Historia	25, 30, 32-33, 35-37, 39, 41-42, 46, 49, 57 (n), 62 (n), 64, 66, 76, 80, 84 (n), 140-142, 146 (n), 148, 150 (n), 155, 157-159, 162-163, 166-168, 171, 176-177, 182, 188, 203, 210-211, 216, 241, 254, 256 (n)-257, 259-263 (n), 268-270, 274, 277-278, 284-285	Imagen	81, 103-104, 123-128, 134, 196 (n), 229, 232, 244
		Imaginario	18, 24, 54, 81, 123, 126-127, 141-142, 152, 160, 166, 182-183, 188, 192, 215, 229, 239, 271 (n), 276
		Incesto	108, 170, 173, 206
		Includencia	33, 89-90, 162
Historia familiar	42, 142-143, 151, 167, 177, 269, 274	Inconsciente	19, 37, 91, 95, 98-100, 107-108, 124 (n), 126, 132 (n), 134-135, 140-141, 143, 147-148, 167, 169-172, 174, 192, 195, 205-206, 210, 240-243, 260-261, 268-269, 271, 274
Humano	23, 27, 32, 34, 37, 40, 44, 47-48, 53, 59, 62, 67, 74-75, 117, 120, 126, 149 (n), 154 (n)-156 (n), 169 (n), 195, 203-204, 218, 229, 233, 246, 249, 278, 284-285, 288-289, 291		
		Incorporación	31, 42, 52, 58 (n), 97, 101-104, 110-113, 120-121, 133, 175, 181, 205, 215, 239, 244, 259, 263-264, 275
Humor	63, 76, 85, 195, 212, 239, 266		
		Indecible	18-19, 148, 274
Humor melancólico	51-52, 67	Indiferenciación	38, 41, 60, 109, 165, 170, 175, 180, 208, 224-225, 246
Humoral (teoría)	30, 49-51, 53 (n), 62, 64, 67-68, 73		
		Indigno/ indignidad	96, 111, 126, 137, 143, 154, 157-158, 196, 199-200, 203, 215, 228, 276, 278
I			
Idealización	25, 81 (n), 133, 174, 182, 259, 264, 284		

Inhibición/ inhibido — 16-17, 55, 57, 86, 95, 107, 111, 114-115, 120, 197-198, 202, 205, 242, 275

Inmoral — 111, 204

Inmortal — 29, 44, 112, 176, 217 (n)

Insomnio — 199, 212

Introyección — 31, 101, 111, 120, 182, 201, 205, 208, 213-214, 226-227, 245, 258-259, 263, 266, 275-276

Irresponsabilidad — 49, 211, 230

L

Lenguaje — 13, 18, 58 (n), 119, 124, 134, 136, 159, 177, 194, 198, 242-243, 255, 272

Libido — 17, 30, 38, 91, 97, 99-100, 102-104, 110, 113, 115, 118-119, 123-125 (n), 162, 174, 199, 229, 243 (n), 245, 276

Límite — 15, 41, 43, 66, 80, 89, 101, 109, 126-127, 129, 132, 146 (n), 164, 191, 195-196 (n), 201, 206, 209, 212-213, 220, 223-225, 231, 234, 237-239, 255, 259, 262, 266, 270, 273, 274, 277-278

Llanto — 57, 178, 184, 187, 195, 240, 244

Locura/loco — 30, 49, 51, 56, 59, 62-63, 67, 70-71, 73-77, 79, 113, 140, 158, 168, 175, 183, 190, 194-195, 204 (n), 210-211 (n), 216, 221 (n), 227, 237, 267 (n), 272-273, 277-278, 287

Lugar — 13, 18, 23, 27, 35-38, 52, 55, 81, 89-90, 99, 113, 128, 130, 135 (n), 141-145, 149, 153, 156-157, 160, 163, 166, 172, 176, 183, 185, 194-195, 203, 209-210, 215- 218, 223, 225, 228, 230-234, 239, 245-246, 248-249, 256, 258, 260, 262, 264, 266-267, 269, 278, 284-285, 302

Luto — 142, 184-185, 187, 243

M

Madre — 25, 35, 43-44, 104, 117-121, 129, 144, 146, 162, 168 (n), 170, 180, 183-184, 206-208, 228, 230-231, 246, 264, 268, 286

Manía/maníaco — 31, 36, 43, 57, 63-64, 70, 75-77, 87, 98-99, 101, 104, 108, 114-115, 120, 127, 130, 132-134, 161, 176, 191, 202-203, 208, 211-215, 221-222, 226, 234-235, 245, 251 (n), 255-256, 264, 273, 277

Maníaco-depresivo — 31, 77, 100-101, 112-114 (n), 116, 119 (n), 195, 208 (n), 215 (n), 222, 225, 235 (n), 244 (n)

Marca — 19, 36, 41-42, 66, 96, 100, 102 (n), 126, 130, 132 (n), 137, 141-143, 146 (n)-147, 149 (n), 153, 163, 169-170 (n), 178, 182, 187-188, 194, 197, 206, 212 (n), 225, 240, 243, 257, 259, 263, 266, 274

Materno — 104, 113, 122, 125 (n), 132 (n)-133, 137, 141, 150, 162, 206, 231, 253, 257, 265

Matriarca/ matriarcado — 24, 143, 176, 180, 182, 184-185, 188

Megalomanía — 103, 132, 212, 214, 226, 245

Melancolía — 13-14, 16, 19, 23-24, 27, 30-35 (n), 38-50,

52-59, 63-78, 80-81, 84 (n)-87, 89 (n)-90, 93-102, 104-105, 107-116, 118, 120-121, 123, 126-127 (n), 131, 133-136, 139, 141-143, 145-146, 150, 153-155, 161-163, 165, 168, 171, 174, 181 (n), 191-198, 200-201, 205-209 (n), 211-216, 221-229, 231-234, 236-240, 242-245, 247-248, 252-258, 261-263 (n), 265, 269, 271, 273-274, 276-277, 282, 284-285

Melancólico — 16-19, 23-25, 30-41, 43, 46-49, 51-52, 54-60, 62-65, 67-68, 71, 73, 76, 81-82, 86-91, 94-98, 101-102, 105-107, 109-111, 113-114 (n), 116, 123, 125-127, 129-137, 142, 149, 153-154 (n), 158-163, 165-166, 175, 178-179, 181, 191, 193, 195-196, 198-205, 207-213, 215, 217, 221-223, 225-229, 232-234, 236, 239- 242, 246, 250-259, 261-263, 265-275, 277-278, 284

Moral — 17, 37, 49, 57, 68, 74, 88-89, 108, 129, 134, 199-200, 203, 209, 226, 228, 236, 243

Mortal — 19, 24, 44, 49, 69, 96, 134, 136, 159, 169, 175, 188, 229, 270, 274, 288

Mortífero — 65, 127, 130, 141-142, 146, 154, 166, 170, 171, 185, 218, 231, 236

Mortificación — 137, 208-209

Muerte — 18, 36 (n), 38, 58, 66-68, 86, 90, 103 (n), 105-108, 112, 127, 130-131, 136, 143, 157, 162-166, 173, 176, 183, 187-188, 198, 202, 204, 217, 228, 232, 236, 240 (n), 242-243, 246, 268-270, 274-275, 281, 284-286, 289

Muerto — 38, 44, 107, 111-112, 145, 153-154, 156, 174-176, 178, 184, 187, 195, 198, 209-210, 217-218, 236, 286, 290

N

Narcisismo primario — 99, 103, 123, 274

Narcisismo/ narcisista — 19, 34, 36, 42, 54, 58, 96-97, 99, 102-105, 110, 125, 131, 143-144, 162-167, 169-170, 172, 174, 180, 182, 188, 200, 208, 211, 214-217, 223, 225, 227, 229-231, 238, 241, 245-246, 253-254, 259, 264-265, 268-269, 274-277

Neurosis — 31, 36, 38, 58, 73-74, 105, 108, 110, 113, 121, 128, 130, 135-136, 143, 147, 169, 171 (n), 192, 199, 205-206, 209, 223-224, 228, 231, 234, 236-237, 239, 243, 245, 252-254, 259, 273-274, 276

Neurosis obsesiva — 43, 112, 114, 191, 206-207, 223, 233-234, 255

Nieto — 24, 146-147, 151-154, 159, 160, 284

Nihilista — 81, 126, 154, 199

Nosografía — 63, 76-77, 81, 193, 223

Nostalgia/ 23-24, 46-48, 132 (n),
nostálgico 146, 150, 153, 203,
232-233, 243, 275,
289-290

O
Objeto 23, 25, 29, 36, 38 (n),
44, 51, 54, 59, 75, 81,
87, 93, 96-105, 109-
122, 124-128, 132-133,
137, 140, 158, 165,
168, 175, 178, 181-
182, 205, 208, 210,
213-216, 222, 224-227,
230-231, 238, 240-241,
243 (n)-246, 259, 264-
265, 274-277

Objeto a 123-125, 127 (n), 132-
133, 136, 275

Objeto perdido 31, 58, 98, 101-102,
111, 127 (n), 132 (n)-
133, 135-136, 218,
246, 263, 275

Obsesivo/obsesión 37, 43, 56-57, 91,
97-98, 101-102, 109,
112, 114, 146 (n), 191-
192, 199, 201, 206,
207, 217, 222-224,
228, 233-237, 240,
255, 258, 275, 281,
284-285

Odio 30, 70-71, 96-98, 104,
107, 112-115, 119-120,
149 (n), 166, 176, 183,
185, 187, 195, 213, 216,
235, 239, 257-259,
264-266, 268-269, 278

Omnipotencia/ 24, 44, 54, 81, 102,
omnipotente 104, 108, 128, 132-
133, 135, 143, 176,
182, 185, 214, 229-
230, 235, 246, 259

Oral (fase) 97, 100-102, 113, 115, 274
Oralidad 52, 110, 112, 114, 119,
131, 231, 238, 264

Otro 19, 88, 96-98, 103,
124, 127 (n), 132 (n),
142-143, 148- 149 (n),

152, 155-157, 159,
163, 166, 195, 200,
207, 209, 211, 213-
218, 226, 228, 230,
238, 270, 285

Otro (el) 18, 26, 28, 31 (n),
34-36, 43, 52, 58 (n),
60, 124-129, 131-133,
135 (n), 146 (n)-147,
155-156 (n), 162-163,
166, 169 (n), 196 (n),
200-201, 204-205,
208-209, 216, 218,
226-228, 229-230, 239,
243, 245, 255, 258-
260, 265-267, 289, 291

P
Paranoia/ 77, 129, 195-196 (n),
paranoico 200-201, 208-209 (n),
223-227, 258, 261-262,
265, 273

Paranoide 117, 120, 148, 223,
225-226, 235

Parental 120, 164

Pasado 25, 30, 46-48, 58, 81,
146, 150 (n), 157, 162,
203, 275

Paternal 35, 135, 145, 253

Patogenia 31, 33 (n), 41, 80, 89
(n)-90 (n), 94, 126, 198,
212 (n), 234, 247, 248

Patología/ 34 (n), 43, 58, 77 (n),
patológico 85, 98, 101-102 (n),
110, 120, 153, 163,
171, 175-176, 190 (n)-
191, 194 (n), 207 (n),
219-220 (n), 222-223,
227, 229, 237-239, 248,
252, 254-255 (n), 277

Patria 25, 47, 152-153

Patriarcal/ 24, 88, 143, 176, 182-
patriarcado 183, 188, 216 (n)

Pérdida 16, 19, 23-25, 31, 34,
36-37, 41-42, 44, 47,
57-59, 69, 71, 81, 86,
88, 90, 94-95, 97-99,
101-102, 110, 117-119

121, 123, 127, 129,
133, 135-137, 142-144,
146, 150, 153-154,
160-163, 165, 168-169
(n),13 180, 182, 199,
202-204, 214, 217, 236,
239, 243-246, 261, 263,
265, 267-268, 273-274,
276, 281, 283-284

Personalidad — 55, 85, 89, 91, 226, 240-241, 256

Pobre/pobreza — 15, 24, 35, 42, 56 (n), 94, 96, 104-105, 144, 149-150, 152, 157-159, 179-180, 183, 184-185, 207, 217, 242

Posición depresiva — 58, 116-121, 214, 235, 244

Psicoanálisis — 14-16, 27, 31, 33, 39-41, 55, 57, 62 (n), 69, 71, 78, 80 (n), 82, 84, 94, 102, 110, 114 (n), 119 (n), 124, 130 (n), 132 (n), 135 (n), 141, 147, 156 (n), 171 (n), 189, 192, 195, 198, 205, 224-225, 231 (n), 233, 241 (n), 254, 256, 257, 260, 262, 268-269, 276, 278

Psicofármaco — 30, 41, 79, 81, 247-249, 251-252, 255

Psicopatología — 15, 27, 33, 62 (n), 74, 80, 84, 85, 135 (n), 141, 191, 225, 227, 237, 277

Psicosis maníaco-depresiva — 31, 56, 76-77, 85, 116-117 (n), 139, 145, 161, 205, 211 (n)-212, 215, 221, 224-225, 237-238, 252, 254

Psicosis/psicótico — 31, 38, 55-56, 58-59, 76-79, 85, 87, 102 (n), 104, 113, 116, 126, 128-129, 135-136, 139, 140, 145, 148, 161, 171, 175, 191-192, 195, 198, 201 (n), 205-206, 208, 211 (n)-212, 215, 220-221, 223-225, 229, 231, 234, 236-239, 242, 245, 248,
251 (n)-252, 254-255, 257, 259, 265, 271 (n)-273, 277-278, 285, 302

Psicosomático — 56, 110, 197, 239-243

Psicoterapia — 27, 31, 41, 43, 63, 72, 79-80, 169, 192, 248, 253-254, 256, 259, 264, 272, 285

Psique/psiquismo — 24, 41, 50, 62, 85, 110, 148 (n), 167, 170-171 (n), 174, 241

Psiquiatría — 13-14, 32-33, 40, 55-56, 74, 77 (n)-80, 84, 130 (n), 139, 141, 168, 191, 197, 199, 241, 248, 251, 269

Pueblo — 46, 103, 141-142, 145-147, 149-150, 152-154, 160, 179, 182, 184, 186, 244

Pulsión de muerte — 18, 30, 34, 38, 58-59, 99, 102 (n), 105-109, 130-131, 141, 147, 149 (n), 156, 159, 167, 169, 195, 198, 201, 228, 230, 232, 236, 263, 270, 272, 274

R

Real — 37, 42, 59, 80 (n), 106, 110, 116, 126-127, 132 (n), 134-136, 162, 168, 177, 182, 195, 202, 209, 212, 236, 241, 243, 245, 252, 271 (n), 276

Remanencia — 33, 89-90, 162

Repetición — 43, 68, 85, 96, 102-103, 106, 115, 127, 130-131, 141, 146, 156-157, 166, 201, 203, 218, 231, 235-236, 253, 266, 271-272

Reproche — 60, 96, 176, 183, 207-208, 213, 229, 266, 276

Responsabilidad — 15, 25-26, 41, 84 (n), 88, 146, 209-211, 233 (n)

Ritmo vital 33, 86, 90, 162, 201-202, 250, 275

Ritmo/rítmico 43, 53, 85-86, 90-91, 107, 129-130, 160, 201-202, 250, 275-276

Ruina 31 (n)-32, 57, 86, 129, 132, 142, 144, 180, 199-200, 212, 284

Rural 24, 41-42, 140, 144-145, 149-150, 152, 157, 179, 187, 243, 271

S

Sadismo/sádico 97, 100, 108, 114-115, 117, 119, 149 (n), 216, 235

Secreto (familiar) 17-19, 42, 141, 143, 148-149, 151, 169-174, 188, 210, 260, 274

Sentido 30-31, 33, 36, 39, 44-47, 54, 58, 68-69, 87, 90-91, 119, 124-125, 128, 130, 134, 137, 147-148 (n), 159, 161-163, 171, 176, 201-202, 204, 213, 227, 239, 245-246, 255, 261, 265-266, 269-272, 275-276, 278, 285

Sentimiento 15, 23, 43, 46-47 (n), 53, 57, 59, 87-88, 95-96, 98, 108, 111, 113, 117-121

Simbólico 19, 37-38 (n), 74, 81, 86, 90, 124-125 (n), 127, 129, 133-135, 137, 142-143, 145-146, 148-149 (n), 159-160, 162, 168-169, 187, 192, 202-203, 209, 230, 236, 239-240, 242-245, 271, 274-276

Sinthome 271, 285

Síntoma 24, 30-31, 34, 36, 38, 40, 51-54, 56-58, 76, 78-81, 84-85, 87, 91, 93-95, 98, 101, 109, 111, 114, 131, 171, 189-193, 197-198, 201-202, 205-206, 211, 215, 221-222, 224, 233-234, 237, 239, 241-243, 248, 250, 252, 255, 258, 269-271 (n), 276-278

Subjetivo/ subjetividad 15, 25-26, 40-41, 54, 76, 86, 94, 132 (n), 140-143, 146-149 (n), 160, 162, 166, 168, 170, 174-176, 179, 189-191, 210, 212, 231, 238, 241, 252-254, 257, 260, 262, 268

Sublimación 159, 195, 272

Suicidio 18, 43, 57, 67, 81 (n), 98, 107, 131, 134, 140, 142, 168, 197, 203-205, 210, 232, 239, 251, 253, 265, 267, 274-275

Sujeto 14, 24-25, 30-31, 41, 49, 54, 81 (n), 86, 103, 106, 110-111, 124, 126 (n)-128, 132 (n)-137, 140-141, 143, 148, 155, 163, 166, 169-172, 174, 179, 190, 200-201, 203, 205, 207-208, 210, 215, 218, 227, 230-231, 241-242, 244, 252-254, 266

Superyó 54, 99, 108-109, 130 (n), 136, 182, 185, 209, 230

Suplencia 49, 270-272

T

Tánatos 28, 30, 44, 141, 147, 188, 230, 279

Temporal 14, 66, 85, 89-90, 198, 202, 242, 248, 277

Terapeuta 43, 63, 77 (n), 79, 169, 191, 210, 254, 256-260, 262-265, 267-269, 271, 278

Terapia 27, 43, 147, 169, 193, 197, 200, 247-248, 250-252, 255, 257-258, 262-264, 266-267, 269, 271, 278, 286

Tiempo — 14-16, 23-25, 29, 33 (n), 35, 37, 48-49 (n), 51-53, 58-59, 63-64, 66, 69, 73, 80-81, 86, 90, 112, 116, 118, 122, 135 (n), 142, 146, 150 (n)-151, 157 (n), 160, 164, 176, 183, 191-193, 198, 200-203, 236, 243, 245, 248, 251, 257, 260-261, 270, 272, 274-275, 277, 289

Tiempo-espacio — 34, 43, 46, 57, 91, 101, 126-127, 202, 236, 250, 272, 275

Tierra — 29-30, 38 (n), 41, 50, 63, 65 (n), 144-146, 157 (n), 179-181, 271

Tragedia/trágico — 18, 42, 141-142, 159, 186, 217, 268, 274, 283, 288

Transferencia — 75, 141, 148, 261, 263-266, 285

Transgeneracional — 16, 18-19, 160

Transmisión — 16, 18-19, 25-26, 33, 42, 44, 46, 78 (n), 131, 141-143, 146, 148-149 (n), 151, 154, 160, 163-164, 166-169, 171-172, 174, 176-178, 188, 232, 262, 274, 285

Transmisión generacional — 27, 41, 141, 163, 175

Trastorno — 16, 30-31, 48, 54-57, 70, 76-77, 80, 85, 101, 113, 139-142, 146 (n), 152, 166, 168, 171, 193-194, 203, 205, 212, 221, 223, 225, 228-229, 231, 234, 236-239, 247, 257, 284

Trauma — 24, 42, 105, 147-150, 152, 154, 173 (n), 210, 242

Traumático — 18, 42, 105, 115, 142, 148-150, 154, 157, 159, 163, 168-170, 183, 240, 242

Tristeza — 14-16, 19, 23-25, 31-32, 34-35, 40-42, 44, 46-49, 53-59, 63, 65-68, 70-71, 75, 80-81, 86-87, 95, 113, 127-128, 131, 133, 141, 145-146, 153, 155-157, 159-160, 172, 175, 179, 181, 185, 192-197, 201, 212-213, 218, 222, 227, 232, 234, 238, 240-241, 243-244, 246, 248, 252, 261-262, 265, 267-268, 270, 272-275, 281-282, 285, 287, 289-290

Typus melancholicus — 33, 50, 87, 226, 256

V

Vacía (España) — 150, 152-153, 179, 181-182, 187, 243

Vacío — 17-19, 23-25, 29, 34, 41-42, 54, 59, 81, 87, 96, 101, 111, 125 (n), 129, 135 (n), 148-151, 153, 159, 171, 175, 192-193, 195, 201, 210, 218, 222-223, 229-230 (n), 233-234, 238-240, 243, 261, 262, 270-272, 274

Vacío (patologías del) — 43, 102 (n), 153, 171, 222-223

Vergüenza — 18-19, 38, 42, 96, 142-143, 149-152, 154, 156 (n), 159, 172-173, 177, 184, 196, 204, 208, 216, 226, 259-260, 274 15, 18-19, 26, 28-30, 32, 34, 38, 40, 43, 46 (n), 48, 50, 56 (n), 58-59, 63, 77, 81, 86-87, 89 (n)-90, 94, 99-101, 103, 105-107, 109, 112, 116-117, 120-123, 131, 141-148 (n), 150, 153-154, 158, 160-161, 163-167, 171, 173, 175-179, 185, 188, 192-193, 195-196 (n), 198, 202, 204-205, 209-210, 217, 231-232, 236, 238, 240-244, 246, 249, 253, 258-259, 270-272, 274-277, 279, 281, 283-284, 286, 288-289

Vida	15, 18-19, 26, 28-30, 32, 34, 38, 40, 43, 46 (n), 48, 50, 56 (n), 58-59, 63, 77, 81, 86-87, 89 (n)-90, 94, 99-101, 103, 105-107, 109, 112, 116-117, 120-123, 131, 141-148 (n), 150, 153-154, 158, 160-161, 163-167, 171, 173, 175-179, 185, 188, 192-193, 195-196 (n), 198, 202, 204-205, 209-210, 217, 231-232, 236, 238, 240-244, 246, 249, 253, 258-259, 270-272, 274-277, 279, 281, 283-284, 286, 288-289	Y	
		Yo	34, 36, 40, 48, 58-59, 76, 86-87, 91, 94, 96-99, 102-104, 107-110, 118, 120, 122-127, 133, 136, 149 (n)-150 (n), 170, 186, 196, 199-201, 204-205, 213-214, 217, 224-227, 235, 244-246, 259, 265, 274, 276, 282-283, 288, 290
		Yo ideal	108, 124, 133
Vital/vitalidad	15, 30, 36-37 (n), 44, 48, 73, 78, 85-86, 89-91, 99, 107, 123, 127, 133, 137, 142, 160-163, 179, 181, 192-193, 195, 197, 201-202, 222-223, 230, 255-256, 262, 270-272, 275-276, 281, 284		

Índice de nombres

A

Abraham, Karl — 33, 37, 39, 52, 82, 101, 112-116, 120, 213, 215, 234, 244, 256

Álamo, Cecilio — 80 (n), 250 (n)-251 (n)

Alarcón de Soler, Myriam — 170 (n), 173 (n)

Almodóvar, Pedro — 244

Alonso de los Ríos, César — 282 (n)

Álvarez, José María — 19, 27-28, 62 (n), 64 (n), 73 (n), 76 (n), 78 (n), 190 (n), 194 (n), 201 (n), 207 (n), 219-220 (n), 255 (n), 267

Anglicus, Bartolomeo — 66 (n)

Arendt, Hannah — 156 (n)

Areteo de Capadocia — 64, 211 (n)

Aristófanes — 29

Aristóteles — 63

B

Baillager, Jules — 76

Basaglia, Franco — 79

Beceiro López, Gabriel — 46 (n)

Bingen, Hildegard von — 68

Binswanger, Ludwig — 84, 256

Bion, Wilfred R. — 168

Blackmore, Richard — 53

Bollaín, Iciar — 216 (n)

Brentano, Franz — 83 (n)

Bright, Timothy — 50-51 (n), 70

Burton, Robert — 71

Burton, Tim — 81

C

Cade, John F. — 251 (n)

Camus, Mario — 157-158

Capgras, Joseph — 32

Celio Aureliano — 64

Claudio Galeno, — 49, 64

Clérambault, Gaëtan G. de — 32

Colina, Fernando — 19, 27, 28, 128 (n), 196 (n), 209 (n), 227

Constantino el Africano — 69

Corazón, Alvaro — 204

Cotard, Jules   154, 199
Cullen, William   73

D
Delibes, Miguel   158, 281-285
Descartes, René   73
Dylan, Bob   206

E
Empédocles de   50, 62
Agrigento,
Esquirol, Jean-   13, 75
Étienne D.
Esteban, Ramón   62 (n), 64 (n), 73
                              (n), 76 (n), 78 (n)
Ey, Henry   78

F
Faimberg, Haydeé   147-148, 167-168,
                              260-261 (n)
Falret, Jean-Pierre   75-76, 211 (n)
Faulkner, William   21
Ferrand, Jacques   70-71 (n)
Ferrández Payo, Miguel   114
Ford Coppola, Francis   112
Frankl, Victor   148 (n)
Freud, Sigmund   16, 25-27, 33-34,
                              37, 39, 58, 77, 82,
                              93-108, 110 (n),
                              114-115, 130-133,
                              135 (n), 155 (n),
                              163-165, 169, 192,
                              206, 209, 213, 237,
                              244, 256, 261, 267
Fromm-Reichmann,   256
Frieda

G
García de Jalón, Elena   205 (n)
García Lorca,   42, 184, 187-188,
Federico   289-290 (n)
Garrigues, Joaquín   283
Gebsattel, Victor E.   84
F. von
Gil de Biedma, Jaime   288-289 (n)

Griesinger, Wilhelm   32, 56, 76, 194
Gutiérrez, Gerardo   27, 156 (n)

H
Habsburgo, David de   67-68 (n)
Heidegger, Martin   83 (n)-84
Hipócrates de Cos   13- 49 (n)-50, 62
Howard, Ron   272
Huertas, Rafael   62 (n)-64 (n), 68
                              (n), 75 (n)
Husserl, Edmund   79, 83

I
Izquierdo Vigo, Paloma   217 (n)

J
Jaspers, Karl   77, 84, 256
Juranville, Anne   181 (n)
Justine   38, 66

K
Kaës, René   148 (n), 167 (n),
                              261 (n)
Kernberg, Otto F.   238 (n)
Klerkegaard, Søren   89 (n), 256
Klein, Melanie   16, 39, 82, 113, 116-
                              117 (n), 119 (n)-121,
                              168 (n), 207-208
                              (n), 214-215 (n),
                              234-235 (n), 244
Klibansky, Raymond   66 (n)
Korman, Victor   231
Kraepelin, Emil   32, 77, 211 (n)-212,
                              221
Kretschmer, Ernst   32, 225-226
Kuhn, Roland   79

L
La Bigne, Marguerin de   68 (n)
Lacan, Jacques   16, 35, 39, 82, 90 (n),
                              104 (n), 109, 123-
                              126, 128, 130 (n),
                              132-135 (n), 211,
                              262, 269, 271 (n)

Laing, Ronald — 79
Lambert, Johann Heinrich — 83 (n)
Lange, Johannes — 32 (n)
Leader, Darian — 53, 237, 285
Lenore, Víctor — 81 (n)
Levi, Primo — 204 (n)
Llamazares, Julio — 145 (n)
Llopis, Bartolomé — 56
Loch, Wolfgang — 256, 263
López Ibor, Juan José — 56 (n)
López-Muñoz, Francisco — 80 (n), 250 (n)-251 (n)

M
M'Uzan, Michel de — 241 (n)
Malikian, Ara — 176, 178
Marty, Pierre — 240-242
Marx, Karl — 21
Mauz, Friedrich — 161
Mechler, Achim — 85
Mijolla, Alain de — 132 (n)
Minkowski, Eugene — 84
Miñarro, Anna — 149 (n), 156 (n), 168 (n)
Moebius, August Ferdinand — 85
Molino, Sergio del — 150-151, 159-160 (n), 163
Morandi, Teresa — 149 (n), 156 (n), 168 (n)

N
Nachin, Claude — 171 (n)
Nietzsche, Friederich — 26, 209

P
Palacios, Fernando — 183 (n)
Pankejeff — 237
Peralta, Víctor — 205 (n)
Pinel, Philippe — 74
Platón — 62, 154 (n)
Poe, Edgar Allan — 286, 288 (n)

R
Recalcati, Massimo — 25, 102 (n), 146-147 (n), 153, 223, 229-230
Rodríguez Lafora, Gonzalo — 56 (n)

S
Sacristán, José María — 56 (n)
Sartre, Jean-Paul — 79, 83 (n)
Sauvagnat, François — 62 (n), 64 (n), 73 (n), 76 (n), 78 (n)
Scheler, Max — 83 (n)
Schneider, Kurt — 32
Schüle, Heinrich — 196 (n)
Schulte, Walter — 130 (n), 256 (n)
Shakespeare, William — 70
Sobral, Gabriela — 229 (n)
Soler, Colette — 136-137, 227
Spitz, René A. — 122-123, 246
Stoker, Bram — 111 (n)-112 (n)
Surmani, Florencia — 136 (n)-137 (n)

T
Tellenbach, Hubertus — 32-33, 37, 39, 57 (n), 82, 84-91, 109, 114 (n), 161 (n), 221, 226, 234, 256, 263
Tisseron, Serge — 148, 172, 261

V
Vallejo Ruiloba, Julio — 55
Vegas, Nacho — 81
Von Trier, Lars — 38 (n), 66 (n)

W
Werba, Alicia — 174 (n)
Willis, Thomas — 73
Winnicott, Donald W. — 16, 257
Wolf, Katherine M. — 122 (n)

Sobre el autor

Carlos Fernández Atiénzar (Valladolid, 1975) es psiquiatra (Facultativo especialista en psiquiatría vía MIR) y trabaja actualmente en la sanidad pública en el Centro de Salud Mental de Aranda de Duero (SACYL). Experiencia clínica desde hace 19 años en la Sanidad pública. Licenciado en Medicina y Cirugía por la Universidad de Valladolid (1993-1999). Máster en Psicoterapia psicoanalítica en la Universidad Complutense de Madrid (2012-2014). Miembro de la Sección de Psicoanálisis de la Asociación Española de Neuropsiquiatría. Tutor de residentes de Psiquiatría y médicos de Atención Primaria.

Colaborador habitual docente en su Centro de Salud (Formación continuada), así como en diversos servicios de salud públicos, en especial en el Hospital Río Hortega donde trabajó durante cinco años y en el Hospital Clínico Universitario de Valladolid donde realizó la residencia. Ha realizado múltiples charlas y ponencias sobre la melancolía y ha sido profesor de cursos sobre adicciones y patología dual en Proyecto Hombre (2007) y profesor colaborador del Máster de Psicología clínica (IPCCC) de 2007 a 2010. Autor de diversos artículos sobre la psicosis y sobre la melancolía, línea, ésta última, en la que investiga desde hace años: «Los lugares de la melancolía» (2016), «Una visión psicoanalítica sobre la herencia: la melancolía» (2017), «Lo generacional, el pueblo y la melancolía» (2018).

Durante el MIR investigó los fenómenos elementales al inicio de la psicosis y en 2003 realizó un estudio sobre los «síntomas psicóticos básicos» en un grupo de treinta pacientes esquizofrénicos. También investigó sobre la identidad y el género en el colectivo LGTB durante la residencia en el Hospital de Día psiquiátrico (2004). Posteriormente se interesó en el estudio de la psicopatología en el terreno de las adicciones (2006-2009) cuando colaboró en el equipo de tratamiento de Proyecto Hombre. En los últimos años se ha centrado en el estudio de la melancolía y de la psicosis maníaco-depresiva. Estudia el papel de la herencia y de la transmisión en los pacientes del CSM diagnosticados de depresión melancólica y PMD a través del análisis del genograma. Algunas de estas impresiones se esbozan en el presente libro.

www.ingramcontent.com/pod-product-compliance
Lightning Source LLC
Chambersburg PA
CBHW020728180526
45163CB00001B/153